Dr. med. H.-G. Schmidt

So hilft die Natur bei

ARTHROSEN

Ein 7-Punkte-Programm
zur Vorbeugung und Behandlung

1. Ernährungsumstellung
2. Haltungskorrektur und Beseitigung von Fehlbelastungen
3. Bewegungsbehandlung
4. Kältebehandlung
5. Wärmebehandlung
6. Naturheilmittel
7. Das Schafschurwollebett

HÄDECKE VERLAG

Band 1 der Reihe »So hilft die Natur«.

9. Auflage

ISBN 3-7750-0127-1
Einbandentwurf: Lothar Hebel, Heidelberg
Textillustrationen: Rainer Simon, Sindelfingen

Printed in Germany
Satz: IBV Lichtsatz KG, Berlin
Druck: Röhm, Sindelfingen, 1994

Inhaltsverzeichnis

Aufklärung über Krankheiten erzeugt Angst. Deshalb soll man über Gesundheit aufklären, denn daraus entsteht Hoffnung.

KOLLATH

Einleitung

Dieses Buch wurde unter obigem Motto geschrieben, wobei das Schwergewicht auf die Vorbeugung und Behandlung der Arthrosen mit dem Ziel weitgehender Beschwerdefreiheit gelegt wurde. Die Arthrosen gehören ähnlich wie die Venenleiden zu den »interdisziplinären« Bereichen der Wissenschaft, das heißt keine Disziplin oder kein Fachbereich hat sich bisher um sie gekümmert. Einseitiges, für die Enge in unseren Universitäten und in der geltenden Wissenschaft typisches Denken hat jede Weiterentwicklung verhindert, so daß in der Praxis heute noch weitgehend längst überholte antiquierte Standpunkte herrschen.
Obwohl die Arthrosen die häufigsten Erkrankungen überhaupt sind – etwa 6–8 Millionen Bundesbürger leiden daran – gibt es praktisch kaum allgemeinverständliche Literatur darüber, ganz zu schweigen über natürliche vorbeugende und Beschwerdefreiheit bringende Maßnahmen. Überwiegend begnügt man sich immer noch mit der heute allgemein üblichen, mehr oder weniger wirkungslosen *Linderungsbehandlung* mit Medikamenten, Bädern, Wärmepackungen und apparatemedizinischen Maßnahmen. Hier Abhilfe zu schaffen, die neue Denkweise einzuführen und handfeste wirksame Angriffspunkte in Form eines überschaubaren *7-Punkte-Programms* zu bieten, ist Anliegen des vorliegen-

den Buches, welches eine echte Lücke füllen dürfte. Uns geht es dabei vor allem um die *Gesunderhaltung der Gelenke* im weitesten Sinn, denn die Menschen werden heute zwar älter, aber die Gelenke halten nicht. Da sowohl Überlastungen als auch Nichtgebrauch der Gelenke zu Arthrosen führen, kann nur eine *Rückkehr zur naturbestimmten Lebensweise* Abhilfe bringen.

Bad Wörishofen, im Januar 1984
Dr. med. H.-G. Schmidt

Was ist Arthrose überhaupt?

Arthrosen gehören zu den rheumatischen Erkrankungen. Wenn wir innerhalb dieses äußerst komplexen und vielgestaltigen Krankheitsgeschehens Rheumatismus eine Einteilung vornehmen, ergibt sich das folgende Bild:

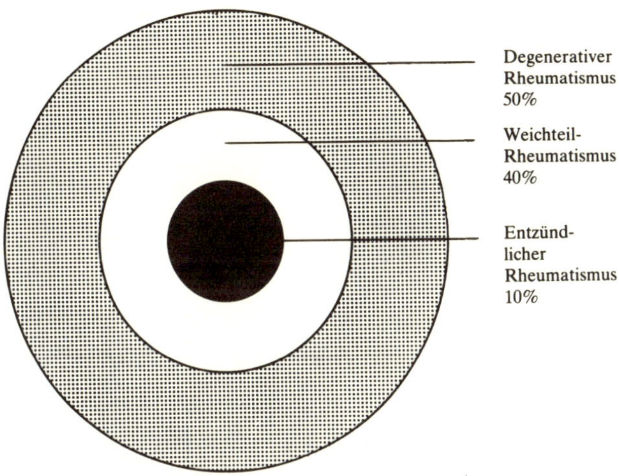

Abb. 1 Einteilung rheumatischer Krankheitsbilder

Darin stellen die Arthrosen als degenerativer Rheumatismus den größten Anteil dar. *Degeneration* oder Entartung bedeutet laut Konversationslexikon ein *allmähliches Zugrundegehen* von früher normalen Zellen und *Geweben infolge von Verletzungen, Entzündungen, ungenügender Ernährung, Nichtgebrauch, erblichen Einflüssen und Alter.* Wir sehen, wie vielschichtig, multikausal oder multifaktorell dieses *chronische* (langdauernde) *Krankheitsgeschehen* ist, wie sowohl Über- und Fehlbelastung als auch Nichtbenutzung eine Rolle spielen und wie wenig man ihm gerecht wird, wenn man von Alterserscheinung oder gar Abnutzung spricht. Zwar altert das Stützgewebe des Menschen am ehesten, ist das Alter allenfalls »Schrittmacher der Arthrose«, doch deswegen ist sie noch keine *Alterserscheinung!* Auch einen »normalen *Verschleiß*« gibt es nicht, Arthrosen sind in hohem Alter nicht unausbleiblich [1] und treten bei natürlich lebenden Völkern äußerst selten auf. Daß auch gerade entzündliche Vorgänge eine wesentliche Rolle spielen, schlägt sich in ihrer verschiedenen Benennung nieder: Während man diese Erkrankungen bei uns Arthrosen nennt, spricht man im internationalen Sprachgebrauch von *Osteoarthritis,* womit zum Ausdruck gebracht wird, daß es gerade die entzündlichen Vorgänge sind, denen die Hauptbedeutung zukommt. Diese *Multikausalität chronischer Krankheiten,* wie sie sich aus der modernen Kybernetik mit ihren miteinander verwobenen Regelkreisen ergibt [2], zu sehen und in der Behandlung zu berücksichtigen, fällt der offiziellen noch im linear-kausal-analytischen Denken verhafteten Medizin sehr schwer, weshalb sie bei der *Bekämpfung chronischer Krankheiten* versagt.

Verbreitung der Arthrosen

Bei 75% aller Menschen über 50 und bei 90% über 70 Jahren bestehen nachweisbare degenerative Gelenkveränderungen im Sinne von *»stummen Arthrosen«,* die sich, wenn überhaupt, mit Reibegeräuschen oder endgradigem Bewegungsschmerz bemerkbar machen können. Nur 25–30% davon sind im Sinne von *»aktivierten Arthrosen«* behandlungsbedürftig. [1] Eine Arthrose schmerzt an sich nicht. Erst entzündlich-pathologische Prozesse erzeugen die Schmerzen. Gehen wir davon aus, daß mindestens 12 Millionen Bundesbürger an Rheuma leiden und davon 50% an degenerativem Rheumatismus, so leiden etwa 6 Millionen an Arthrosen.

Da vor allem die am stärksten belasteten und beanspruchten Gelenke betroffen sind, sieht die Verteilung der Arthrosen folgendermaßen aus:

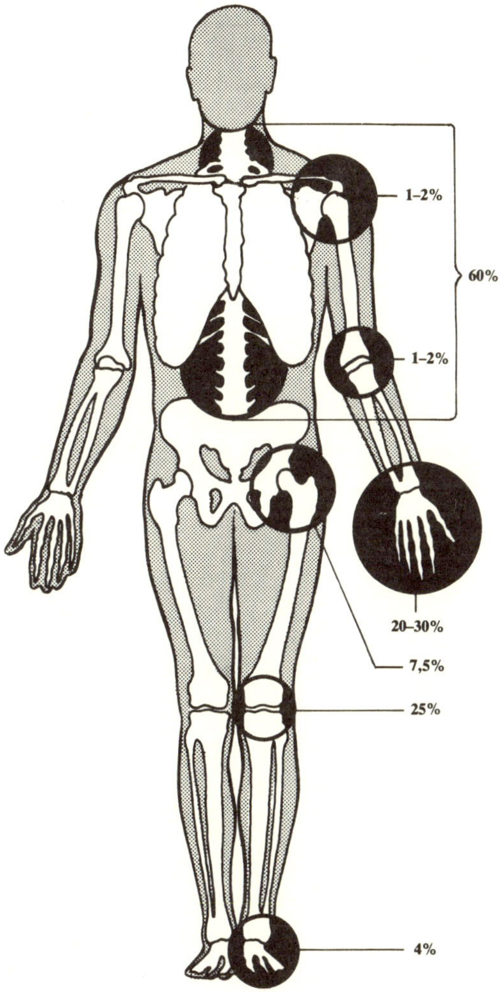

Abb. 2 Verteilung der Arthrosen

Da oft mehrere Gelenke gleichzeitig befallen werden, liegt die Summe der Prozentzahlen über 100.

Darstellung der Arthrosen

Der *Übergang der »stummen« Arthrose in die »aktivierte« Form* erfolgt durch Überbeanspruchung der Gelenke (Übergewicht, Traumatisierung, berufliche Überbelastung und Fehlbelastungen infolge statischer Fehlhaltungen) und eine Reihe von zusätzlichen Faktoren, wie Infekte, Streß-Situationen u. a., wobei eine Fehlernährung als heute häufigstes Geschehen sicher beteiligt ist. So wird die Gelenkknorpelschädigung eingeleitet und in Gang gesetzt. Die Entstehung einer Arthrose ist hier schematisch dargestellt:

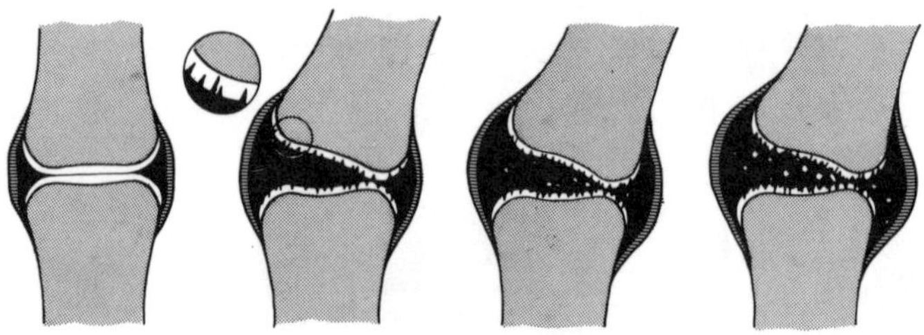

Abb. 3a, b, c, d. Entstehung der Arthrose

Abb. 3a zeigt ein gesundes Gelenk. Die Arthrose beginnt mit der Schädigung des Gelenkknorpels (Abb. 3b). Es folgt der Reiz- und Entzündungszustand mit einer Anschwellung des Gelenks = *Aktivierung der Arthrose* (Abb. 3c). Schließlich nimmt der Knorpelabrieb immer mehr zu und die Beweglichkeit immer mehr ab = *Fortschreiten der Arthrose* (Abb. 3d).

Charakteristisch für alle Arthrosen sind *Gelenkschmerzen,* die häufig ausstrahlen und mit Reibegeräuschen und Bewegungseinschränkung einhergehen. Besonders stark sind diese Schmerzen bei Wiederingangsetzen der Gelenkbewegungen nach längeren Ruhepausen (Anlaufschmerzen), denn erst durch Muskelarbeit und Gelenkkapselbewegung kommt die Durchblutung allmählich wieder in Gang.

Die Kniegelenksarthrose

Das gesunde Kniegelenk besteht aus zwei harten, glatten Knochenoberflächen, die mit einem weichen Polster, dem Gelenkknorpel, überzogen und von einer Schleimhaut bekleidet sind. Dazwischen befindet sich Flüssigkeit, die Gelenkschmiere. Das gesunde Gelenk bewegt sich geräuschlos und völlig schmerzfrei.

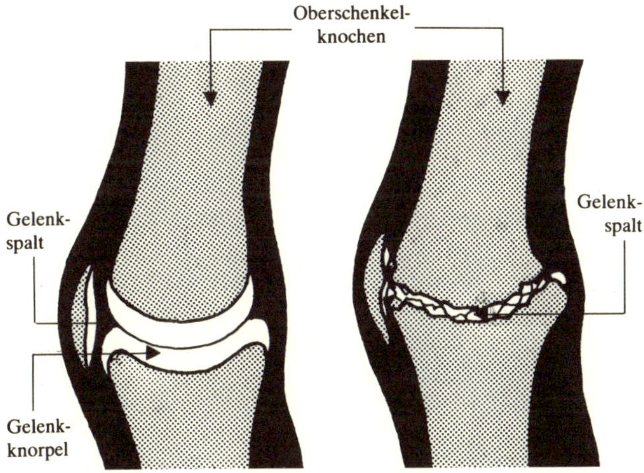

Abb. 4 Gesundes und arthrotisches Kniegelenk

Die Gesunderhaltung des Kniegelenks steht und fällt mit der *Zirkulation der Gelenkflüssigkeit* durch rhythmische Auspressung des Gelenkknorpels, da dieser keine eigenen Blutgefäße besitzt. *Unser Gelenkknorpel lebt sozusagen von einer dosierten Be- und Entlastung.* Nur so kann er sich mit Nährflüssigkeit vollsaugen und wird richtig ernährt. Daraus ergibt sich, daß nur richtige Bewegung ohne Überlastung die Gelenke funktionstüchtig erhält.

Die Kniegelenksarthrose ist die *häufigste Arthrose,* tritt meist beidseitig auf und kommt bei Frauen häufiger vor, weil sie oft mit Venenleiden (Phlebarthrose!) und Fußdeformierungen und dadurch bedingten Gewebsstauungen verbunden ist. Es kommt zunächst zu Reizzuständen mit Gelenkergüssen und später zu Deformierungen mit schweren Behinderungen, die Gelenke werden plump und unförmig. Anfangs entstehen Schmerzen besonders an den Innenseiten der Gelenke, bei beginnender Bewegung nach Ruhepausen, beim Treppabwärtsgehen und nach längerem Gehen, später nehmen Steifigkeit und Bewegungseinschränkung immer mehr zu.

Arthrosen der Kniescheibe

In jüngster Zeit gewinnt die Arthrose der Kniescheibe immer mehr an Bedeutung. Sie ist die häufigste Ursache von Knieschmerzen bei Jugendlichen und jungen Erwachsenen, die bei längerem Sitzen mit gebeugten Knien und beim Treppensteigen auftreten. Als Ursachen kommen hier neben langen Gliedmaßen (Hebelwirkung) vor allem sportliche (z. B. infolge Hockstellung der Skiläufer oder beim Fußball) oder berufliche (z. B. bei Fliesenlegern) Überlastungen in Frage. Hier ist meist eine operative Behandlung nicht zu umgehen.

Hüftgelenksarthrosen

Die Hüftgelenke sind als Kugelgelenke infolge ihrer Bauart die am stärksten belasteten Gelenke, weil sie dem Druck des Körpergewichtes, den Spannkräften der Muskulatur, den Stößen beim Gehen und der Stauchung beim Stehen am stärksten ausgesetzt sind.

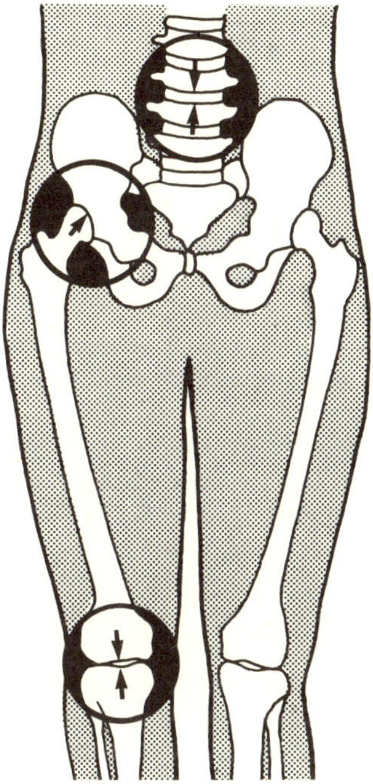

Abb. 5
Hüftgelenke als
Kugelgelenke

Ein großer Teil älterer Menschen hat bereits *stumme Hüftgelenksarthrosen,* durch die sie jedoch nicht oder nur leicht behindert werden. Doch erst Formveränderungen (Dysplasien), Gelenkveränderungen (Epiphysenverschiebungen) und Traumatisierungen führen zu *eigentlichen aktivierten Hüftgelenksarthrosen,* wobei schwer arbeitende Menschen stärker befallen werden. Schmerzen in der Leistenbeuge, im Gesäß, am Gelenkkopf selbst und an der Oberschenkelaußenseite, sowie leichtes Hinken und Behinderung beim Übereinanderschlagen der Beine und beim Schuhanziehen sind die Krankheitszeichen. Bei der Untersuchung zeigen Behinderung der Bewegung im Hüftgelenk, der Abspreizung und der Drehung des Beines, daß eine Hüftgelenksarthrose vorliegt. Hohlkreuzbildung, Beckenschiefstand und Verkürzung des Beines sind weitere Folgen. Wie wir noch sehen werden, erleichtert das *Erkennen des Kugelgelenkcharakters der Hüftgelenke* den richtigen Umgang mit ihnen.

Arthrosen der Wirbelsäule

Die Bandscheiben besitzen genau wie der Gelenkknorpel keine eigenen Blutgefäße und werden nur bei dosierter Be- und Entlastung durch ständige Bewegung ohne Überbelastung ernährt.

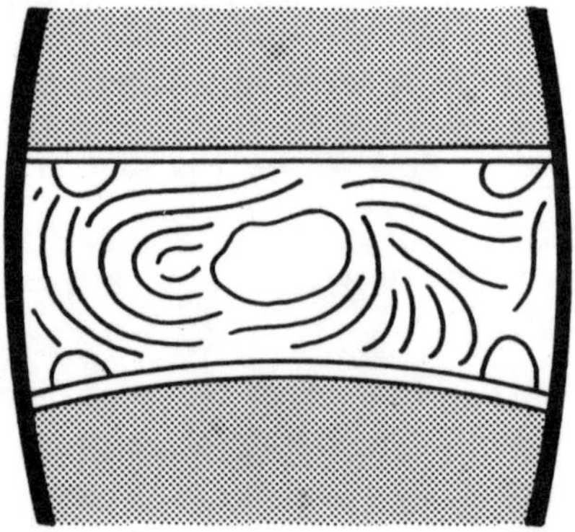

Abb. 6
Bandscheibe im Zwischenwirbelraum

Zwar kann eine breite Palette von Einflüssen, wie statische Fehlhaltungen, Übergewicht, Infekte, Abkühlung der Rükkenmuskulatur und Verletzungen beim Leistungssport oder schweres Heben zu Störungen führen, doch spielen vor allem Muskelschwäche als Folge von Bewegungsmangel und Muskelverspannungen durch psychischen Streß eine wichtige Rolle.
So kommt es bei der verspannten, verkürzten und unelastisch gewordenen Rückenmuskulatur oft aus kleinsten Anlässen, z. B. beim Aufheben eines Gegenstandes in gebückter Haltung, dazu, daß die »Hexe schießt«, was heute modern ausgedrückt »Bandscheibenschaden« heißt und schmerzhafte Unbeweglichkeit zur Folge hat. Durch Bettruhe, Einspritzungen und Wärmeanwendungen klingt dieser Zustand nach einiger Zeit wieder ab. Jetzt bewegt sich der Betroffene aus ängstlicher Vorsicht überhaupt nicht mehr richtig und gerät in einen *Teufelskreis:* Je weniger er sich bewegt, desto mehr verkümmern seine Muskeln und

das Übel wird immer schlimmer. Der nächste Anfall läßt nicht lange auf sich warten.
Während in mittleren Jahren akute Zustände als Weichteilrheumatismus bis zu Bandscheibenvorfällen auftreten, kommt es in späteren Jahren zu Stützungsmaßnahmen in Form von Arthrosen. Dies hat Prof. Reischauer vor etwa 30 Jahren so ausgedrückt: »Krankheitszeichen der letzten Bandscheibe verblühen und werden weg sein, wenn das Röntgenbild grob krank ist, weil das, was als Spondylose und Osteochondrose bezeichnet wird, die Ausheilungsstadien sind.« So wird die Arthrose der kleinen Wirbelgelenke *Spondylarthrose,* der Bandscheiben *Osteochondrose,* der Dornfortsätze *Baastrup* und die Randwulstbildungen entlang der Wirbelkörperkanten *Spondylose* genannt.

Der fortschreitende Verfall des Skeletts

Im weiteren Verlauf des Lebens kommt es zum *Verfall des Skeletts,* wie es die rechte Figur auf unserem Bild (nächste Seite) zeigt. Pfeile weisen vom Rücken her auf die vermehrten Krümmungen der Hals- und Lendenwirbelsäule – es bildet sich ein *Rundrücken* und ein *Hohlkreuz.* Die Rückenmuskulatur versucht zwar zunächst noch das kippende Bekken zu halten, wird jedoch bald überdehnt, verkürzt sich und ist verspannt. *Cervicalsyndrome* vorwiegend bei Frauen und *Lumbalsyndrome* bei Männern sind die Folge.
Durch die vermehrten Krümmungen der Wirbelsäule und die Verflachung der Bandscheiben wird der Mensch im Laufe seine Lebens kleiner (von oben weisender Pfeil), *Senk- und Spreizfüße* sowie ständig getragene hohe Absätze (von unten auf die Figur gerichtete Pfeile) und ein *Bauch* mit seiner Zugkraft (von vorne weisender Pfeil) helfen mit, das *Zerstörungswerk am Skelett* zu beschleunigen.
Im *Bereiche der Halswirbelsäule* werden bei der Mehrzahl älterer Menschen arthrotische Veränderungen der Wirbelsäule gefunden, oft ohne Beschwerden zu machen. Daher

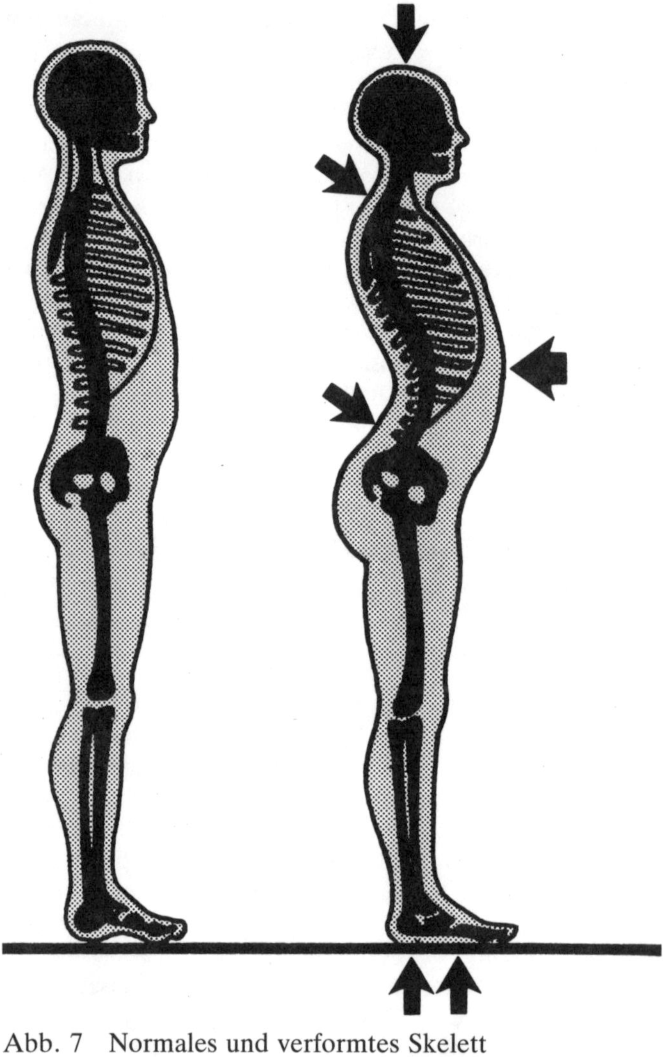

Abb. 7 Normales und verformtes Skelett

haben *Röntgenuntersuchungen* hier wenig Sinn, zumal sie keine Hinweise für die Behandlung ergeben. Im *Bereiche der Lendenwirbelsäule* kommt es schon eher zu akuten Schmerzzuständen und Ischiasattacken (Nervenwurzelreizzuständen), die mit Wärmeanwendungen und entlastender Stufenbettlagerung behandelt werden müssen.

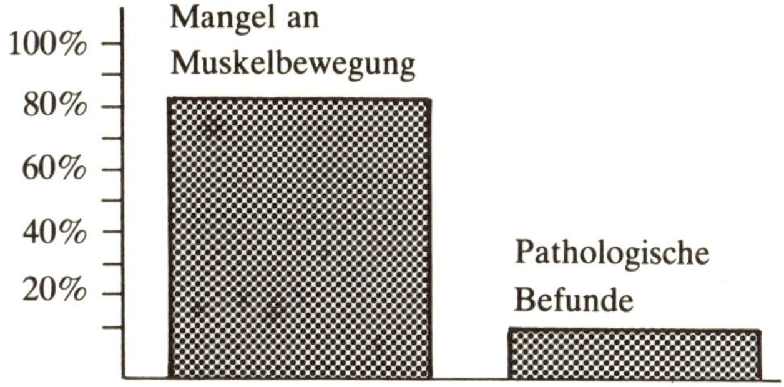

Abb. 8 Mangel an Muskelbewegung – die Hauptursache von Rückenbeschwerden

Da in über 80% aller Fälle von Rückenbeschwerden eine funktionsschwache Rückenmuskulatur infolge von Mangel an Bewegung Hauptursache ist und nur in knapp 20% echte Befunde erhoben werden können, gilt es hier vor allem, sich durch Training der Rücken- und Bauchmuskulatur ein *Muskelkorsett* anzuschaffen. Wirbelsäulen- oder besser *Rückenmuskelgymnastik* heißt hier die Devise. Nur bei älteren geschwächten Menschen oder bei fixierten Fehlformen kann ein Stützkorsett erforderlich sein.

Fingergelenksarthrosen

Sehr häufig sind meist bei Frauen Knoten und Verdickungen der Finger- und Daumenwurzelgelenke. Es handelt sich dabei um Arthrosen in Verbindung mit weichen Knoten (Mukoid-Zysten), die an den Fingerendgelenken nach ihren ersten Beschreibern *Heberdeensche* und an den Fingermittelgelenken *Bouchardsche Knoten* genannt werden. Bei diesen Erkrankungen spielen Erbfaktoren und hormonelle

Einflüsse eine Rolle. Solange sie sich bilden, treten Hautrötung, Druckempfindlichkeit und leichte Schmerzen auf, doch kommt es zu keiner nennenswerten funktionellen Behinderung und nie zur Versteifung. Oft sind sie mit einer Arthrose eines oder beider Daumenwurzelgelenke vergesellschaftet, die mit einer Verdickung und Bewegungseinschränkung einhergehen.
Obwohl diese Arthroseformen keinen größeren Krankheitswert besitzen, also harmlose Erkrankungen sind, kann man sie durch eine *Kombination von Bewegung und Wärme* in Verbindung mit der später besprochenen Ernährungsumstellung bessern: Wir bewegen diese Gelenke täglich intensiv etwa 10 Minuten lang in einer heißen Masse, entweder in elektrisch aufgeheiztem Sand (Danisandbox Typ MIN, Firma Thomas, D-2740 Bremervörde) oder in erwärmtem Heilerdebrei, der in einem großen alten Topf aufgeheizt wurde. Wem das zu umständlich ist, bewegt die Gelenke wenigstens täglich mehrmals unter fließend heißem Wasser.

Weitere Arthroseformen

Schultergelenksarthrosen sind äußerst selten und haben keine Bedeutung. Hier spielen die zum Weichteilrheumatismus gehörenden Schulter-Arm-Syndrome, die schmerzhafte Schultersteife und die Periarthritis humeroscapularis eine größere Rolle.
Das Großzehengrundgelenk erkrankt ähnlich wie das Daumenwurzelgelenk schon öfter in Form der *schmerzhaften Schiefzehe* (Hallux valgus) mit einer aktivierten Arthrose. Obwohl es besonders bei erhöhten Absätzen das am stärksten belastete Gelenk des Körpers ist – es muß praktisch das ganze Körpergewicht tragen –, sind es doch die Hüft- und die Gelenke der Lendenwirbelsäule, die infolge von Hebelbelastungen noch mehr strapaziert werden und häufiger an Arthrose erkranken.

Arthrosen nehmen heute beunruhigend zu

Leider wird heute ein starker Anstieg der Gelenkerkrankungen im weitesten Sinne beobachtet, der mehr Frauen als Männer betrifft. Dies beruht unter anderem gewiß auch auf den veränderten Arbeitsbedingungen infolge zunehmender Automatisierung, wodurch deutlich wird, welche entscheidende Bedeutung der Lebensführung zukommt.
Wie unsere Abbildung zeigt, spielt das »Verhocktsein« des heutigen Menschen – er hockt am Schreibtisch, im Auto und vor dem Fernsehen – eine wichtige Rolle. Daher kann man bei Arthrosen nicht, wie es heute üblich ist, von *Abnutzung*

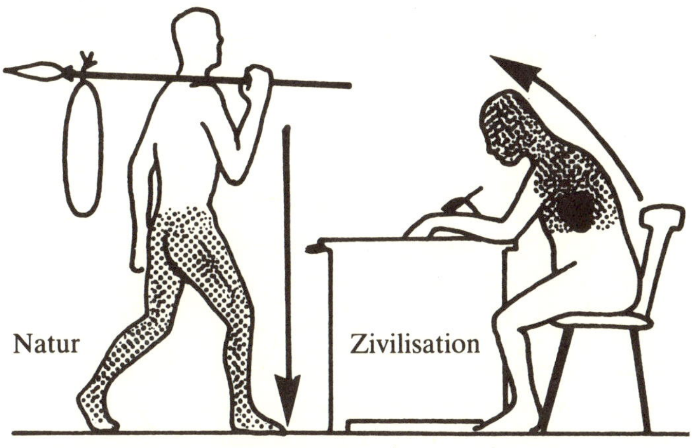

Abb. 9 Natur und Zivilisation

sprechen, denn Abnutzung setzt zunächst Benutzung voraus. Es sind aber gerade die *Nicht-* und *Zuwenigbenützer* ihrer Gelenke, die dicken Dauersitzer, die an Arthrosen erkranken. Sie und *nicht die Dauersportler und Schwerarbeiter* stellen das Gros der Arthrosekranken. Also führt Bewegungsmangel in Verbindung mit Übergewicht zu Stoffwechselstörungen, die die Entstehung von Gelenkerkrankungen begünstigen. Einseitige Beanspruchung des Bewegungsapparates am Arbeitsplatz und psychosomatische Einflüsse – ängstliche und aggressive Impulse führen bei gleichzeitigem Streß zu vermehrter Muskelspannung – tun ein übriges. *So stehen heute die Arthrosen an 2. Stelle neben den Herz-Kreislauf-Erkrankungen der zu Arbeitsunfähigkeit und vorzeitiger Berentung führenden Krankheiten.*

Röntgenuntersuchungen und Arthroskopien

Durch Röntgenuntersuchungen wird die Diagnose einer Arthrose bestätigt und gegen andere Gelenkerkrankungen abgegrenzt. Der Verlust von Knorpelsubstanz stellt sich im Röntgenbild durch eine Verschmälerung des Gelenkspaltes dar. Knochenwucherungen, wie »Randzacken« und »Randkantenausziehungen«, weisen auf Umbauvorgänge im Knochen hin. Doch bringt uns dies nicht viel weiter, zumal es eine Art von »Ruinendiagnostik« ist und den Kranken eher belastet. Denn er stellt sich oft fälschlicherweise vor, es handle sich um Knochenauswüchse, die in die Weichteile hineinspießen und dadurch Schmerzen hervorrufen. Das führt dann zu einer »Fixierung« der Beschwerden.
Da *heute viel zu oft geröntgt* wird, wurde ärztlicherseits mit Recht von »überflüssigen Röntgenorgien« [3] gesprochen. Was nützen solche Untersuchungen, wenn man bedenkt, daß arthrotische Veränderungen in zunehmendem Alter bei vielen Patienten vorhanden sind, ohne Beschwerden zu machen, zumal Konsequenzen für die Behandlung daraus gar nicht gezogen werden.
Ähnliches gilt für die neuerdings immer häufiger durchgeführten *Arthroskopien.* Solch chirurgisches »Hineinschauen« in das Gelenk bringt bei Arthrosen auch nicht viel mehr und kann eher gefährlich werden, denn gar zu leicht kann der hochempfindliche Gelenkknorpel dabei beschädigt werden. Bei Verdacht auf Meniskusschaden dagegen, bei dem eine Röntgenuntersuchung nichts bringt, kann eine

Arthroskopie durchaus angezeigt sein. Nur gilt das eine: Sie muß gekonnt sein.
Da wir viele Faktoren bedenkend von einer Ganzheit ausgehen, können wir auf eine *allzu spezielle Diagnostik durchaus verzichten,* zumal unsere Behandlung im Grunde ja immer die gleiche ist. Denn innerhalb des Rheumatismus gibt es viele Übergänge, Grenzfälle und gleichzeitiges Auftreten mehrerer rheumatischer Erkrankungen.

> *Viele Fehler bleiben bestehen, weil die Wissenschaft ihre Schädlichkeit noch nicht bewiesen hat. Juristisch nennt man das: Freispruch aus Mangel an Beweisen.*
>
> KOLLATH

Medikamentöse Behandlung der Arthrosen

Grundsätzlich kann man sagen: *Alle Rheumamittel wirken nur, solange man sie einnimmt. Sie täuschen also sozusagen ein Gesundwerden vor!* Ihre überaus häufige Verordnung beruht ausschließlich auf dem sich aus dem Schmerz ergebenden *Zwang zur Medikation.* Wie wir noch sehen werden, ist der Schmerz bei der Arthrose gar nicht selten der »Schrei des Gewebes nach Abfluß saurer Stoffwechselprodukte«, was sich daraus ergibt, daß bereits ein einziger Saftfastentag durch Öffnung der Abtransportwege den Schmerz zu bessern vermag. Kann auch beim eigentlichen Rheumatismus – der rheumatoiden Arthritis – auf *Schmerzmittel* nicht verzichtet werden, wobei heute bessere nebenwirkungsfreie Mittel wie z. B. Surgam zur Verfügung stehen, so bergen sie doch bei einer Arthrose die Gefahr in sich, durch Wegfall der *Schmerzwarnung* die Belastbarkeitsgrenze der Gelenke zu überschreiten und dadurch die Gelenke zu schädigen.

Neuerdings konnte nun sogar wissenschaftlich nachgewiesen werden, daß Rheumamittel, wie z. B. Ammuno, Butazolidin und Tanderil, um die meistverordneten Mittel zu nennen, bei langfristiger Einnahme sogar *die degenerativen Prozesse bei Arthrosen beschleunigen.* Eine Behandlung, die, statt zu nützen, schädigt? Hat also Prof. SCHÄFER recht, wenn er sagte: »Sie wissen gar nicht, wie gesund Sie sein könnten, wenn Sie nicht zum Arzt gingen«? Daß sich bei Cortisonpräparaten, die bei ein- bis dreimaliger Anwendung sehr segensreich wirken können, bei längerfristiger Anwendung der Gelenkbefund erheblich verschlechtert, ist schon länger bekannt, doch bei anderen Rheumamitteln auch?

Es steht jedenfalls heute einwandfrei fest [4], daß sowohl cortisonhaltige, als auch nicht Cortison enthaltende sog. nichtstereoidale *Rheumamittel für eine Dauerbehandlung der Arthrosen nicht geeignet sind.* Zur heute häufig verwandten *Knorpelschutztherapie* mit Knorpelknochenmarkextrakten (Arumalon), Mukopolysacchariden (Arteparon) oder Glucosaminen (Dona 200) ist zu sagen, daß diese selbst bei Rheumatologen als umstritten gilt, daher vermutlich auf die Dauer auch nicht viel bringen wird. Wir sollten uns davor hüten, uns von dem ausufernden Medizin-Betrieb unserer Zeit als hilflose Objekte vereinnahmen und ausnehmen zu lassen, denn *»die etablierte Medizin hat sich längst zu einer ernsten Gefahr für die Gesundheit entwickelt«* (ILLICH). Grundsätzlich gilt: Solange man sich auf medikamentöse Behandlung verläßt, gelten chronische Krankheiten als unheilbar! Alles in allem ein Grund, sich mehr den naturgemäßen Möglichkeiten, wie sie sich in unserem 7-Punkte-Programm niederschlagen werden, zuzuwenden.

> *Die Ernährung ist nicht alles, aber ohne Ernährung ist alles nichts.*
> *frei nach* SCHOPENHAUER

Spielt die Ernährung eine Rolle?

Hier sei gleich zu Beginn die Überlegung eingefügt, ob es bei der Häufigkeit der Arthrosen und ihrer gegenwärtigen Zunahme wirklich nur Über-, Fehlbelastungen und das Alter sind, die dieses Ansteigen verursachen, wie es die geltende wissenschaftliche Medizin sieht [5], oder ob nicht getreu dem Satz »der Mensch ist, was er ißt« auch die Ernährung eine Rolle spielt? Denn wenn wir einmal überdenken, wo heute die meisten Fehler gemacht werden, geschieht dies vor allem im Bereich der Bewegung und Ernährung. Daher sollten wir uns nicht mit dem staatlicherseits zugeteilten Wissensquantum begnügen, welches darin seinen Niederschlag gefunden hat, daß der an Arthrosen leidende Patient immer wieder zu hören bekommt: »Mit der Ernährung hat das nichts zu tun, essen können Sie, was Sie wollen.«
Tierversuche von Prof. KOLLATH an Ratten und von Francis W. POTTENGER an Katzen mit denaturierter bzw. qualitativ unterwertiger Nahrung haben ergeben, daß es *zuerst* Zähne, Stützgewebe und Knochen und erst später Blutgefäße und die Leber waren, die von degenerativen Schäden befallen wurden, ohne daß die Tiere dabei zugrunde gingen oder ihre Lebenszeit verkürzt war. Sie lebten weiter, allerdings in einem »Kümmerzustand«.
Wenn wir uns die *Entwicklung unserer Ernährung* in den letzten 35 Jahren anschauen, so sehen wir, daß der Verbrauch an Getreide und Kartoffeln abgenommen und an Fleisch zugenommen und sich etwa verdoppelt hat. Während zwar der Gesamteiweißverbrauch gleichgeblieben ist,

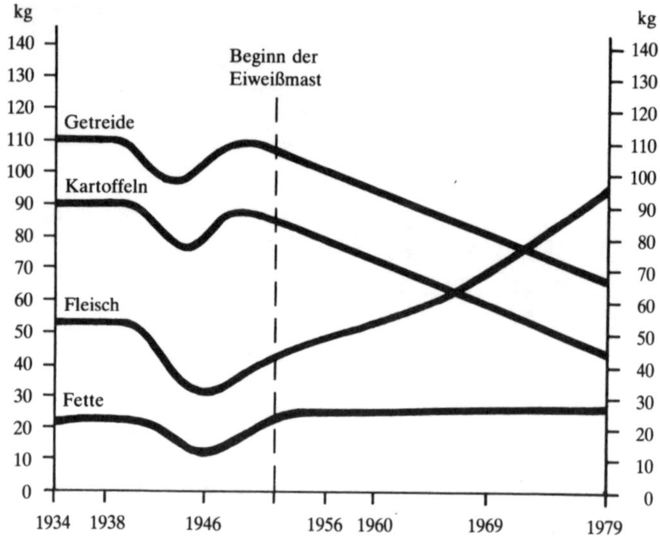

Abb. 10 Entwicklung unserer Ernährung

hat der *Verbrauch an tierischem Eiweiß* unverhältnismäßig stark zugenommen. Bei den Fetten, deren Verbrauch ja gar nicht so angestiegen ist, unterscheidet man sehr genau zwischen pflanzlichen und tierischen Fetten, warum dann merkwürdigerweise nicht auch beim Eiweiß? Wird über den Mindesteiweißbedarf (35 g täglich laut FAO) hinaus tierisches Eiweiß aufgenommen, wird dieses normalerweise in der Leber zu Harnstoff abgebaut und über die Nieren ausgeschieden. Dieses *Eiweiß-Abbauvermögen* ist jedoch, wie experimentell sogar bei Hunden nachgewiesen wurde, sehr unterschiedlich. Nicht abgebautes Eiweiß kann im aus Bindegewebe bestehenden Zwischengewebe gespeichert werden. Unser Bild (Abb. 11) zeigt oben normales Bindegewebe, in der Mitte Fett- und unten Eiweißspeicherung, wobei letztere dazu führt, daß sich die hyalinen Fasern verdicken. Diese Speicherungsvorgänge sind an sich normal, indem sie einerseits das Blut von zuviel Eiweiß befreien und andererseits für Notzeiten vorbeugen. Doch übermäßige Speicherung führt zu Krankheiten, den *Eiweißspeicherkrankheiten.* Denn im überfüllten und blockierten Bindegewebe kommt es zu Sauerstoffmangel, und der Stoffwechsel schaltet auf den weniger ergiebigen Ersatzstoffwechsel *Gärung* um, bei dem saure Stoffwechselprodukte entstehen. [6] Diese *Übersäuerung der Gewebe* führt infolge verstopfter Nährstoffantransport- und Schlackenabflußwege zum Schmerz bzw. Rheumatismus, denn das aus dem Griechischen stammende Wort Rheuma heißt Wandern oder Fließen.

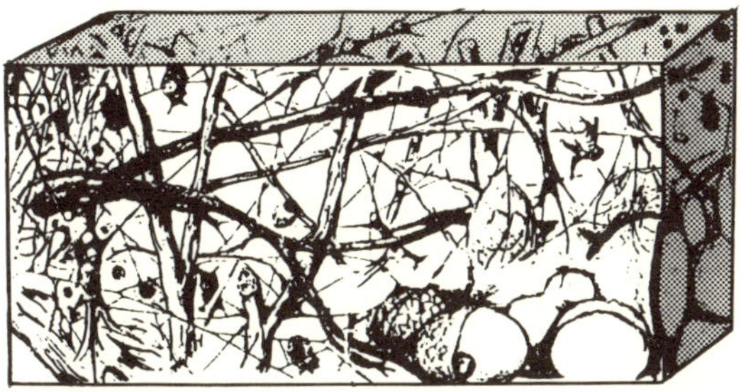

Normales Bindegewebe

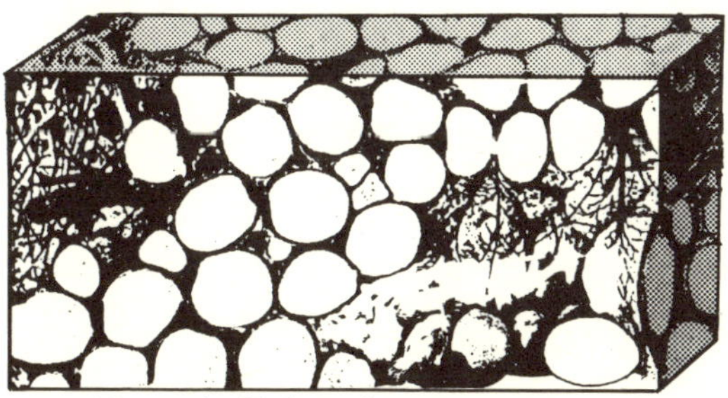

Fettspeicherung im Bindegewebe

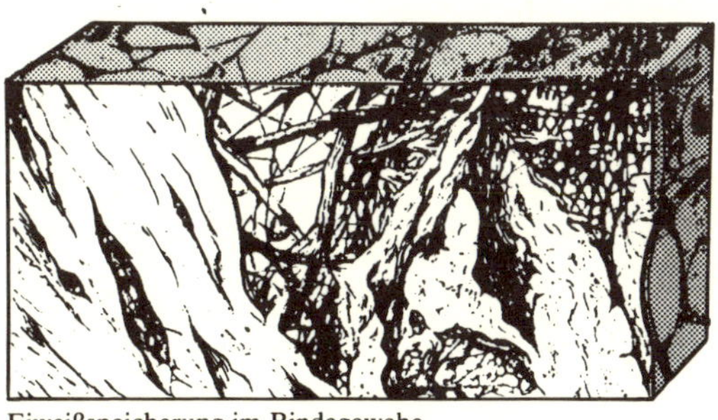

Eiweißspeicherung im Bindegewebe

Abb. 11 Eiweiß-Speicherung im Bindegewebe

Schmerz ist also der Schrei des Gewebes nach Abfluß der sauren Stoffwechselprodukte oder Schlacken.

Gesundwerden ist nur durch Abbau von Eiweiß-Überschüssen möglich.
Auch in die zum Stütz- und Bindegewebe gehörenden Gelenke, deren Höhlen durch eine gefensterte Innenzelldecke (Prof. Fassbender) ausgekleidet sind, kann bei nunmehr 30jährigem unaufhörlichem Nachschub *Störeiweiß* eindringen und zu *örtlicher Übersäuerung* mit Auftreten von Schmerzen führen, was man *Aktivierung der Arthrose* nennt.

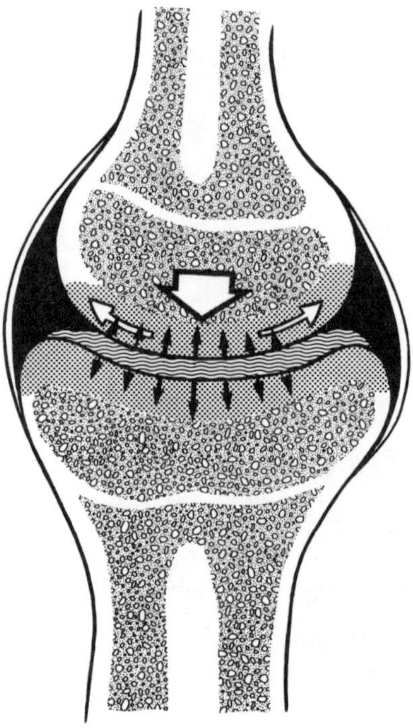

Abb. 12 Ernährung des Gelenkknorpels

Wie wir gesehen hatten, besitzen weder der Gelenkknorpel, noch die Bandscheiben eigene Blutgefäße und werden durch dosierte Be- und Entlastung ernährt. Saugen sie sich dabei im übersäuerten Gewebe mit Stoffwechselschlacken voll, kann dies dazu beitragen, daß Reizzustände entstehen, die Schäden erzeugen. Nur die richtige Ernährung vermag den Saftstrom zu regulieren. Dazu sei daran erinnert, daß die Arthrose im internationalen Sprachgebrauch »Osteoarthritis« genannt wird, womit zum Ausdruck gebracht wird, daß es gerade diese entzündlichen Reizzustände sind, die die Schäden erzeugen.
Somit wird verdeutlicht, daß den Stoffwechselvorgängen und damit der *Ernährung eine wichtige Rolle bei den Arthrosen* zukommt, die im *Behandlungsplan ganz wesentlich berücksichtigt werden muß.* Abbau von Eiweiß-Überschüssen und vollwertige Kost sind dabei entscheidend!

Überbelastung der Gelenke

Grundsätzlich gilt, daß Gelenke geschädigt werden, wenn ein *Mißverhältnis zwischen Belastung und Belastbarkeit* besteht. So spielen Überlastungen bei Übergewicht und bestimmten Berufen mit Schwerarbeit, z. B. bei Bergarbeitern, sicher eine Rolle, wobei dem Alter allenfalls als »Schrittmacher der Arthrosen« eine gewisse Bedeutung zukommt. Arthrose ist jedoch keinesfalls eine Alterserscheinung! Auch Bagatellunfälle wie Prellungen und Verstauchungen können beteiligt sein, während Anlage und Erbfaktoren für Arthrosen kaum verantwortlich sind.

Fehlstatik

Neben den Überbelastungen der Gelenke sind es vor allem *Fehlbelastungen* oder Fehlstatik, die von Bedeutung sind. Von Fehlstatik spricht man, wenn das Gleichgewicht der Kräfte gestört ist. Diese kann durch Störungen der anatomischen Achse, durch Veränderungen des muskulären Gleich-

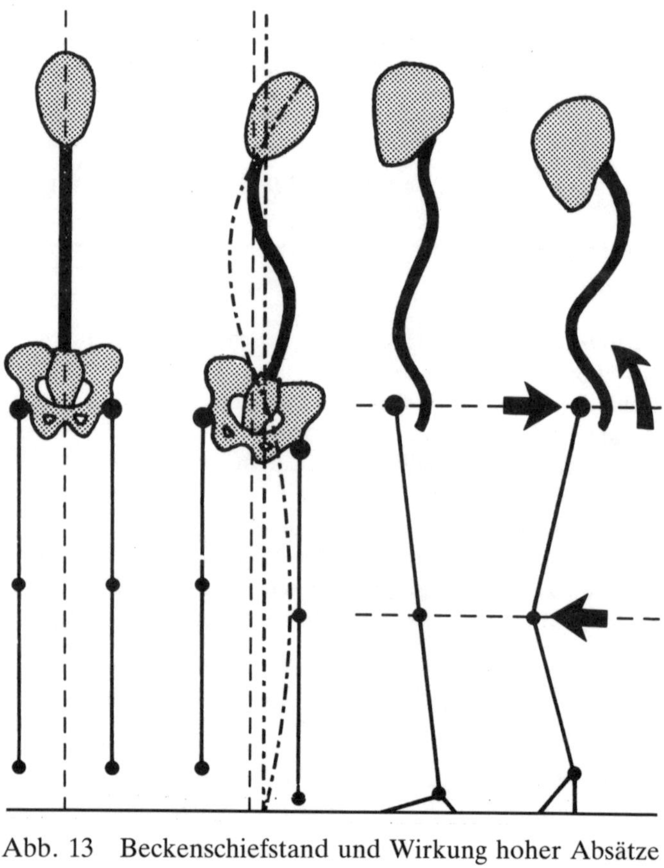

Abb. 13 Beckenschiefstand und Wirkung hoher Absätze

gewichtes oder durch unnatürliche Änderung der Richtung der einwirkenden Kräfte entstehen. [7] Bei gesunden Gelenken können Höchstbelastungen, z. B. im Hochleistungssport, niemals Arthrosen auslösen. Erst bei Fehlstatik können bereits normale Belastungen zu Arthrosen führen. Also nicht, *wie sehr* ein Gelenk beansprucht wird, ist der entscheidende Faktor, sondern *auf welche Weise* dies geschieht.
Hier seien zunächst *Kniefehlstellungen,* wie X-Beine mit Überbelastungen am äußeren Kniegelenksspalt und O-Beine mit vermehrter Belastung am inneren Kniegelenksspalt genannt. Auch führen Unfälle deswegen häufig zu Arthrosen, weil sie die Statik verändern. Auch *Beinlängendifferenz* und *erhöhte Absätze* seien genannt.
Unsere Abbildung zeigt, daß sowohl durch einen *Beckenschiefstand* infolge von Beinlängendifferenz, als auch durch *erhöhte Absätze* die Statik oder das »Gleichgewicht der Kräfte« gestört wird. Ein Beckenschiefstand führt zur seitlichen Verbiegung der Wirbelsäule oder Skoliose, die durch vermehrte Spannung der Rückenmuskulatur ausgeglichen werden muß. Vermehrte Beugehaltung der Wirbelsäule mit Beckenkippung und Hohlkreuzbildung durch das Tragen hoher Absätze verändert die Belastung der Knie- und Hüftgelenke (Pfeile), welche im Laufe der Jahre zur Entstehung von Arthrosen in diesen Gelenken beitragen kann. Wenn außerdem noch hautenge Jeans (»Jeans krümmen Teens«) getragen werden, wie es heute nicht nur junge Menschen tun, können wir uns vorstellen, daß die dadurch entstehenden Fehlhaltungen die Entstehung von Arthrosen begünstigen.

Muskelschwäche

Folge des Bewegungsmangels unserer Zeit ist eine mangelhaft ausgebildete Muskulatur = Muskelschwäche. Dabei vermag nur eine gut ausgebildete Rumpfmuskulatur, ein

»Muskelkorsett«, der Wirbelsäule den nötigen Halt zu geben; nur gut ausgebildete Beinmuskeln schützen die Gelenke vor Überlastung. Eine zu schwache Muskulatur hingegen ist nicht mehr in der Lage, kleinste und ständig wiederholte Stöße, z. B. beim Gehen auf unseren heutigen asphaltierten und betonierten Böden, abzufedern und aufzufangen. Es kommt zu ständigen Mikrotraumen bzw. einer *Mikrotraumensummation* – einer Anhäufung kleinster Schädigungen.

Immer wieder erleben wir, daß bei zu schwacher Muskulatur älterer Menschen eine nur geringe zusätzliche Belastung, etwa bei einem Fehltritt oder Sturz die gesamte Ausgleichssituation zusammenbrechen läßt und zum Ausbruch der Arthrose, d. h. zur *Aktivierung der vorhandenen stummen Arthrose* führt. Wenn gleichzeitig Fehlernährung stattfindet und Rheumamittel eingenommen werden, trägt das zum Fortschreiten von Schäden bis zur Zerstörung des Gelenkknorpels entsprechend mit bei.

Neuland des Denkens auch bei Arthrosen

Die *Erfolglosigkeit der geltenden medizinischen Wissenschaft bei chronischen Krankheiten* und in unserem Falle bei den Arthrosen beruht auf ihrem heute noch geltenden linear-kausal-analytischen Denken, welches der Philosoph René Descartes mit seinen »Regeln der reinen Vernunft« begründet hat. Dieser Denkansatz geht von der Erforschung einzelner Ursachen aus und wird der komplexen Vielfalt des Lebens nicht gerecht. Das vermag nur eine ganzheitlich-multikausal-vernetzte Denkweise, also ein Mehr-Faktoren-Denken.

Ursache und Entstehung der Arthrosen sind, wie wir sahen, multifaktoriell. Leben besteht aus zahllosen miteinander netzartig verwobenen Systemen, sogenannten sich selbst steuernden Regelkreisen. So ist als Beispiel des Zusammenhanges von Teil und Ganzem die Arthrose zwar keine schwere Erkrankung, blockiert jedoch den Körper in bezug auf seine Beweglichkeit bis zum Kräfteverfall mit einem enormen Bewegungsdefizit, wie wir es bei Arthrosekranken finden.

Ein enges Zusammenspiel mechanischer (»Mikrotraumensummation«), geweblicher (Mangel an Mineralstoffen, Biokatalysatoren und örtliche »Übersäuerung«) und entzündlicher (»Mikro-Entzündungen«) Faktoren führt zu Arthrosen. Dabei spielen Erbfaktoren kaum eine Rolle, zumal bereits VIRCHOW sagte: »Häufig auftretende Erkrankungen können nicht genetisch bedingt sein« (Ausnahme Fingergelenksarthrose). Denn schon in der biologischen Entstehungsgeschichte des Menschen wären Individuen mit einer solchen Anlage nicht lebensfähig gewesen. Auch das Alter ist allenfalls der »Schrittmacher der Arthrosen.«

So können wir zusammenfassend sagen:

> *Gelenke können sich im Laufe des Lebens aufgrund mehrerer über längere Zeit gleichzeitig wirksamer Einflüsse verändern. Solche Einflüsse sind: Überbelastung, Fehlbelastung, Nichtbenutzung, Streß, Muskelschwäche, Stauungen und Übersäuerung der Gewebe und in eingeschränktem Maße Erbfaktoren und Alter.*

Die wesentlichen Ursachen und Krankheitsbedingungen der Arthrosen sind also, wobei die zweite Gruppe von der geltenden medizinischen Wissenschaft nicht gesehen wird:

Mikrotraumensummation (Summierung zahlreicher kleiner Stöße infolge von Fehlstatik, Muskelschwäche und Übergewicht)	+	*Gewebsschädigung* durch Stauung, Übersäuerung infolge von Fehlernährung und Mikro-Entzündungen

> *Manche glauben, wenn sie etwas für ihre Gesundheit tun, könnten sie ihre schädlichen Gewohnheiten beibehalten.*
>
> KOLLATH

Nur eine konzertierte Aktion kann Hilfe bringen

Wenn also unsere Gelenke Teil eines vernetzten Systems sind und auch die Arthrosen im Mittelpunkt eines solchen Systems stehen – »die Ursachen der Arthrose liegen keinesfalls in der Gelenkhöhle« (Prof. OTTE) –, kann nur eine gleichzeitige Berücksichtigung mehrerer Faktoren wirksame Vorbeugung und Heilung bringen. Also nur eine gegen eine größere Zahl der verursachenden Faktoren gerichtete *»konzertierte Aktion«* oder *»programmierte Strategie«* im Bereiche von Vorbeugung und Behandlung kann zum Erfolg führen. Allerdings wird es kaum möglich sein, ein solches Vorgehen mit den heutigen Möglichkeiten der wissenschaftlichen Medizin zu beweisen.

Die heute allgemein übliche *Linderungsbehandlung mit Medikamenten, Bädern, Wärmepackungen (Fango) und apparatemedizinischen Maßnahmen* allein ist nicht nur wirkungslos, sondern beschleunigt, wie wir am Beispiel der Rheumamittel gesehen hatten, sogar die degenerativen Prozesse.

Wir müssen also, wenn wir bei so hartnäckigen Leiden, wie den Arthrosen, Erfolg haben und zumindest *Beschwerdefreiheit* erreichen wollen, alles auszuschöpfen versuchen, was bei ihrer Entstehung beteiligt sein kann. Dies sei nachfolgend in Form eines *7-Punkte-Programms* dargestellt. Es geschah unter dem Gesichtspunkt des Wertes der einzelnen Maßnahmen, also nach einer *Rangordnung:* Die wichtigsten werden zuerst besprochen.

7-Punkte-Programm zur Vorbeugung und Behandlung der Arthrosen

	Vorbeugung	Behandlung
1. Ernährungsumstellung – *»erst drainieren...*	+	+
2. Haltungskorrektur und Beseitigung von Fehlbelastungen	+	+
3. Bewegungsbehandlung (Wandern, Schwimmen, Gymnastik und Bewegung ohne Belastung – *...dann trainieren«*	+	+
4. Kältebehandlung (Knie- und Schenkelgüsse)		+
5. Wärmebehandlung (ansteigende Fußüberwärmungs- und Wirbelsäulenbäder)		+
6. Naturheilmittel		+
7. Das Schafschurwollebett	+	+

> *Die Ernährung ist der wichtigste, weil beherrschbare Umweltfaktor.*
>
> KOLLATH

1. Die Ernährungsumstellung

Auf die Arthrosen angewandt gilt der Leitsatz *erst »drainieren«, dann »trainieren«* (PFLEIDERER), das heißt erst die Gewebe reinigen, entsäuern und entschlacken und dann mit Kälte- und Bewegungsreizen üben, also trainieren. *Daher steht die Ernährungsumstellung an 1. Stelle!* Diese ist in Wirklichkeit nur eine Rückkehr zur natürlichen Ernährung, denn es gibt nur eine »Diät«, und das ist die naturbestimmte Ernährung. Je intensiver und klarer sie allein durchgeführt wird, desto eher wird *Beschwerdefreiheit* erreicht [8]. Wir sprechen also heute gar nicht mehr von Diät, sondern von Vollwertkost oder Heilkost.

Doch bedarf es schon einer gewissen Zeit, bis eine Ernährungsumstellung wirksam wird, denn was in Jahren und Jahrzehnten entstanden ist – Arthrosen gehören ja zu den chronischen, das heißt langdauernden Krankheiten –, läßt sich nicht in kurzer Zeit wegzaubern.

Unser Ziel ist neben der Beseitigung des als Überlastungsfaktor allgemein anerkannten *Übergewichtes* eine Besserung des Stoffwechsels durch Beseitigung der Übersäuerung und Zufuhr von Mineralstoffen und Biokatalysatoren. Hier sei daran erinnert, daß es bei den Tierversuchen KOLLATHS und POTTENGERS als *erstes* das Stütz- und Bindegewebe war, welches bei denaturierter Kost Entartungserscheinungen aufwies. Einnahme von isolierten, aus dem natürlichen Zusammenhang herausgerissenen Mineralstoffen bringt hier keine Abhilfe, wie die *Wirkungslosigkeit von Kalktabletten bei Arthrosen und Osteoporosen* beweist. Je mehr wir uns dagegen auf dreimalige tägliche Einnahme von nur so viel hochwertiger Nahrung aus *Getreide, Salaten* und *Gemüse* beschränken, wie sie vom Darm optimal verarbeitet wird und gerade vor Hunger schützt, desto schneller tritt der Erfolg ein. Dabei ergibt es sich sozusagen ganz von selbst, daß wir auf *Fleisch, Fisch und Eier* weitgehend *verzichten,* da diese es ja sind, die zur Übersäuerung der Gewebe führen. Eine solche Ernährung würde folgendermaßen aussehen:

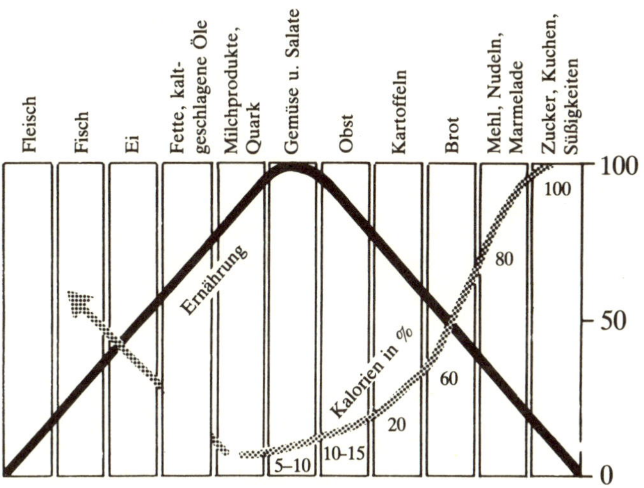

Abb. 14 Ernährungspyramide

Unsere Verzichte liegen einmal links beim Fleisch, Fisch und Ei und das andere Mal rechts beim Zucker und Feinmehl, also den denaturierten Kohlehydraten. Unsere Nahrungsauswahl sollte einer Pyramide (schwarze Linie) entsprechen: Wir sollten vor allem von Salaten, Obst, Gemüse, Kartoffeln, Vollkornbrot und Milchprodukten leben. So entgehen wir auch dem *Übergewicht,* denn wie die schraffierte Linie rechts mit den Prozentzahlen des Kaloriengehaltes zeigt, sind die denaturierten Kohlehydrate die »Dickmacher«. Sie führen, zu Fett umgewandelt und im Zwischengewebe gespeichert, zu Übergewicht. Da sie außerdem keine Mineralstoffe, wie Kalium, Magnesium, Calcium, Phosphor und keine Vitamine enthalten (»leere Kalorien«), begünstigen sie die Demineralisation der Knochen (Osteoporose).

Eiweißabbaudiät oder Eiweißfasten

Wir können aber auch viel schneller etwas erreichen. Wie unsere Abbildung zeigt, hat sich das Verhältnis tierisches Eiweiß zu Kohlehydraten in unserer Ernährung innerhalb der letzten Jahrzehnte total umgekehrt: Während früher bei uns und heute noch in vielen Ländern der Dritten Welt tierisches Eiweiß nur Zukost war, bilden heute Fleisch, Eier, Fisch und Milchprodukte den größten Teil unserer Nahrung.

Das mußte sich nicht nur auf die Arterien (Bluthochdruck, Herzinfarkt und Arteriosklerose) sondern auch auf die *Gelenke* ungünstig auswirken und hat u.a. dazu geführt, daß Arthrosen heute, auch bei jüngeren Menschen, immer mehr zunehmen.

Daher kann eine 8—12wöchige *Eiweißabbaudiät* (Eiweißfasten) sehr hilfreich sein. Wir essen einfach 8—12 Wochen lang kein Fleisch, keine Eier, keinen Fisch und auch keine Milchprodukte, obwohl letztere *sonst* in Form laktovegetabiler Kost empfehlenswert sind, insbesondere auch wegen ihres hohen Kalziumgehaltes gegen die Osteoporose. Das heißt nichts anderes, als 8—12 Wochen vegetarisch leben, wie es heute noch 1 Milliarde Menschen auf dieser Welt ständig tun. Nur so kann in den Gelenken abgelagertes Eiweiß abgebaut werden. Danach genügt dann 1 vegetarische Mahlzeit pro Tag, 1 vegetarischer Tag pro Woche und 1 vegetarischer Monat pro Jahr, um übereiweißfrei zu bleiben.

Das Frühstück als Auftakt gibt Startenergie

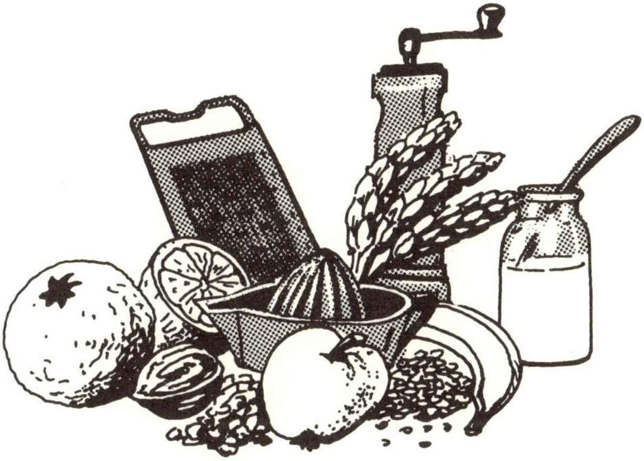

Abb. 15 Frischkornset

Das Frühstück spielt als Auftakt und Startenergiespender nach der großen Pause der Nacht die wichtigste Rolle, zumal wenn lebendige Kraft eingegeben wird, indem wir den *Frischkornbrei* oder das *Naturmüesli* [9] zu uns nehmen:

Zubereitung des morgendlichen Frischkornbreis

Wie ich es mache: Zunächst zerdrücke ich eine Banane, füge den Saft je einer halben Zitrone und Orange, sowie 1 Eßlöffel Sauerrahm hinzu und reibe einen halben Apfel hinein. Dann quetsche ich 50—60 g (etwa 4 Eßlöffel) Hafer

> *Mehl zersetzt sich, Korn ist dauerhaft.*
>
> KOLLATH

aus biologischem Anbau frisch mit der *Hand-Flockenquetsche BIOFLOCKETT,* mische alles und esse es, ohne dazu zu trinken. Selbstverständlich kann man die frisch gequetschten Getreideflocken auch mit Milch oder besser mit Sauermilch, Buttermilch, Kefir oder Yoghurt mischen. Die *Getreideflockung durch Quetschen* ist die älteste Verarbeitungsform des Getreides überhaupt, garantiert höchstmöglichstes Gehalt an Vitaminen, Mineralien und Ballaststoffen und besitzt einen hohen Sättigungswert: noch einfacher, schneller und doch schonender und natürlicher die Körner aufschließen!

Mittags und abends vorwiegend Salate*

Mittags und abends stehen *Salate* mit frischem lebendem Gemüse (Blätter, Sprossen, Schößlinge und Knollen) im Vordergrund. Vor dem kurzen, jedoch gründlichen Waschen, dem Schneiden der Blattsalate und Raspeln der Knollengemüse muß die *Salatsauce* aus Distelöl und Obstessig oder Zitronensaft (ohne Salz!) zubereitet sein, um rasch ohne Einwirkung der Luftoxydation alles mischen und mit Gewürzkräutern würzen zu können, sowie *Kartoffeln* mit der Schale gebacken, Kartoffelpufffer, Kartoffelbrei, Pellkartoffeln oder *Vollreis* mit verschiedenen Gemüsen.

* Zahlreiche Salatrezepte und nützliche Tips bieten die Bücher »Keime und Sprossen« von H. Gronau und »Naturküche« von Marlis Weber, beide im selben Verlag erschienen.

Nicht jeder verträgt den Frischkornbrei von Anfang an

Da ein jahrelang einseitig mit Auszugsmehlen ernährter Organismus verlernt hat, mit dem Phytin-Komplex, einem im Getreide enthaltenen Ballaststoff, fertig zu werden, verträgt er den Frischkornbrei nicht von Anfang an. So kann er ihn auf einer elektrischen Platte leicht anwärmen (nicht aufkochen!) oder muß sogar eine Übergangsphase von 3 Tagen bis zu 2 Wochen mit *Weizenschrotsuppe* einschalten:

Weizenschrotsuppe

1 Liter Wasser mit Küchenkräutern und einer kleingeschnittenen gelben Rübe zum Kochen aufsetzen. Ziehen lassen. In diese reine Brühe ohne Gemüseeinlage eingeweichten Weizenschrot (120 g Weizen fein gemahlen und in 220 g Wasser kalt eingeweicht) unter schnellem Umrühren hineingeben und das Ganze bis zum Aufquellen des Getreides erhitzen. Abgekühlt mit etwas Vollmeersalz abschmecken und 3mal täglich bis zur Sättigung essen.
Sonst wird nichts gegessen und nur Tee und mineralarmes Tafelwasser getrunken. Als Übergang wird dann die Hälfte des eingeweichten Weizenschrotes roh zugesetzt, bis der Frischkornbrei vertragen wird. Es kann auch sein, daß Zitrusfrüchte oder der Apfel nicht vertragen werden. Dann statt dessen mehr Banane und Trockenfrüchte zugeben.
Auch die bessere Nahrungsverwertung muß trainiert werden!

Heilkost und gesunde Dauerernährung

Bei einer Behandlung durch Ernährungsumstellung müssen wir grundsätzlich zwischen *kurzfristiger Heilkost,* um Erfolge zu erzielen, und *langfristiger gesunder Dauerernährung* unterscheiden. Dabei nehmen wir bewußt in Kauf, daß sich die Heilkost an der unteren Grenze des Eiweiß-Minimums von etwa 35 g täglich bewegt, da Eiweiß-Speicherung heute weit verbreitet ist und eine der wichtigsten Krankheitsursachen darstellt. Wie das aussieht, zeigt die folgende Tabelle:

Heilkost und Dauerernährung		
kurzfristige Heilkost		langfristige gesunde Dauerernährung
morgens	Frischkornbrei	Frischkornbrei oder Vollkornbrot, Vollkornbrötchen, Knäckebrot mit mäßig Butter, Honig u. dgl.
mittags	Salate, gebackene Kartoffeln, Vollreis, Gemüse	zusätzlich ab und zu Quark-, Ei- oder Fischgerichte
abends	wie mittags oder Vollkornbrot mit etwas Butter, Tomate, Schnittlauch, Rohzwiebel, Rohmeerrettich u. dgl.	Vollkornbrot mit Quark, Käse usw.

Die Heilkost sollte *nie länger* als 3–6 Monate durchgeführt werden. Unsere langfristige gesunde Dauerernährung kann großzügiger gehandhabt werden.

> *Nicht jede Kost ist für jeden gesund*
>
> KOLLATH
>
> *Wenn ihr's nicht fühlt, ihr werdet's nie erjagen*
>
> GOETHE

Die Konstitutions- oder Reaktionstypenlehre nach Lampert zur Lösung von Ernährungsproblemen

Wir Menschen sind verschieden, was sich besonders im Bereich der Ernährung bemerkbar machen kann. Um dem Rechnung zu tragen, können wir die *Konstitutions- oder Typenlehre von Prof.* LAMPERT (1898–1981, 1. Lehrstuhlinhaber für physikalische Therapie an der Universität Frankfurt/M.) verwenden. Wir unterscheiden zwischen dem *schnell reagierenden B-Typ* mit einem volleren und leicht geröteten Gesicht, größeren Augen, einer breiteren Nase und volleren Lippen, der beispielsweise Rohkost gut verträgt, und dem *langsam reagierenden A-Typ* mit einem eher schmalen Gesicht, kleineren Augen, einer schmalen Nase und schmaleren Lippen, der Verarbeitungsschwierigkeiten mit Rohkost hat und zu Blähungen neigt. Allerdings gibt es den reinen Typ in der Praxis nicht, sondern nur *Menschen mit A- oder B-Typ-Eigenschaften.*
Um herauszufinden, ob wir eher A- oder B-Typ-Eigenschaften besitzen, machen wir in dem folgenden Fragebogen, ohne lange zu überlegen, unser Kreuz in die entsprechenden Kästchen und rechnen diese unten zusammen. Nur wenn wir uns wirklich nicht entscheiden können, lassen wir die Beantwortung der Frage einfach aus.

Fragebogen

	Reaktions- Typ A	Typ B
1. Haben Sie bei Erkrankungen, wie z. B. *Grippe,* fast nie erhöhte Temperaturen und brauchen Sie eine längere Genesungszeit (Kreuz unter A) oder bekommen Sie eher hohes Fieber, auf das aber dann meist eine rasche Besserung folgt (Kreuz unter B)?	x	
2. Reagieren Sie auf einen *Insektenstich* ohne entzündliche Erscheinungen und Schwellung der Umgebung (Kreuz unter A) oder zeigen Sie einen starke Stichreaktion mit weit um sich greifender Entzündung und Schwellung (Kreuz unter B)?		x
3. Lieben Sie mildes, warmes und sogar heißes *Wetter* (Kreuz unter A) oder fühlen Sie sich bei frischem, kaltem und windigem Wetter wohl (Kreuz unter B)?		✓
4. Sind Sie zugempfindlich und *kleiden* Sie sich gerne warm (Kreuz unter A) oder frieren Sie weniger und kleiden sich eher leicht (Kreuz unter B)?	x	
5. *Schwitzen* Sie selten oder wenig (Kreuz unter A) oder sehr rasch und stark und sind Sie schon bei leichter körperlicher Anstrengung wie in Schweiß gebadet (Kreuz unter B)?		x
6. Haben Sie Verlangen nach warmen oder heißen *Wasseranwendungen* und bekommen Ihnen kalte weniger gut (Kreuz unter A) oder fühlen Sie sich nach kalten Wasseranwendungen – vorausgesetzt, daß Sie vorher nicht schon kalt waren – frisch, warm und gut durchblutet (Kreuz unter B)?	x	

	Typ A	Typ B
7. Vertragen Sie *heiße Bäder* gut und möchten Sie möglichst lange darin bleiben (Kreuz unter A) oder wird Ihnen darin bald unangenehm und möchten Sie bald wieder heraus (Kreuz unter B)?		
8. Sind Sie eher *bewegungsunlustig* und bevorzugen Sie eine sitzende Beschäftigung (Kreuz unter A) oder haben Sie einen ständigen Bewegungsdrang und lieben Sie weite Wanderungen und Gartenarbeit (Kreuz unter B)?		
9. *Ermüden* Sie nur sehr langsam und sehr spät, erholen sich dann aber auch nur langsam (Kreuz unter A) oder ermüden Sie rasch und erholen Sie sich schnell (Kreuz unter B)?		
10. Haben Sie ein ausgesprochenes *Bedürfnis nach Fleisch und Brot* und bekommen Ihnen größere Mengen an Obst und Salaten nicht, bekommen Sie davon Blähungen (Kreuz unter A) oder lieben Sie Fleisch weniger und bekommen Ihnen Obst und Salate sehr gut (Kreuz unter B)?		
11. Können Sie viel essen ohne zuzunehmen (schlechter *Futterverwerter* – Kreuz unter A) oder nehmen Sie sehr leicht an Gewicht zu (guter Futterverwerter – Kreuz unter B)?		
12. Würzen und *salzen* Sie stark (Kreuz unter A) oder weniger (Kreuz unter B)?		
13. Sind Sie *vorsichtig und zurückhaltend* und überlegen Sie alles reiflich (Kreuz unter A) oder treffen Sie schnell Ihre Entschlüsse, oft ohne die Folgen zu bedenken (Kreuz unter B)?		
14. Lassen Sie sich nicht anmerken, wenn Sie sich *aufregen* (Kreuz unter A) oder sind Sie schnell erregbar und können nichts verheimlichen (Kreuz unter B)?		

	Typ A	Typ B
15. Sind Sie *gründlich* und sorgfältig, ja etwas pedantisch (Kreuz unter A) oder eher großzügig und verlieren Sie schnell die Geduld (Kreuz unter B)?	X	
16. Streben Sie eine streng geregelte *Lebensweise* an, weil Sie sich sonst hilflos und unglücklich fühlen würden, und lehnen Sie es ab, mehrere Dinge gleichzeitig zu erledigen (Kreuz unter A) oder leben Sie eher ungeregelt und lassen Sie sich auch gleichzeitig vor mehrere Aufgaben stellen (Kreuz unter B)?	X	
17. Schweigen Sie lieber und sind Sie mit Vorliebe allein (Kreuz unter A) oder sprechen Sie gerne und viel, sind Sie nicht gern allein, suchen Sie *Gesellschaft* und haben Sie schnell Freunde (Kreuz unter B)?	X	
Summe	9	8

Die Auswertung ist sehr einfach: Rechnen Sie die Kreuze zusammen und Sie erkennen, welchem Reaktionstyp Sie angehören. Es ergibt sich folgende

Tabelle typischer Verhaltensweisen	
Reaktionstyp A	*Reaktionstyp B*
Bevorzugung von Tallage oder milderem Klima	Bevorzugung von Höhenklima oder kälteren Gegenden
Aufenthalt in warmen Räumen	Aufenthalt in kühleren Räumen
Wärmere Kleidung	Leichtere Kleidung, offenes Hemd
bevorzugt warme Bäder	häufiger kalte Waschungen

Reaktionstyp A	*Reaktionstyp B*
Kneipp-Kuren mit Bevorzugung des Warmanwendungsteiles	Kneipp-Kuren mit Bevorzugung des Kaltanwendungsteiles
Sonnenbäder	Einschränkung der Sonnenbäder
Bevorzugt Massagen	Bevorzugt Sauna
mehr Ruhebedürfnis	mehr Bewegung
ruhig, sachlich, altert früher	temperamentvoll, jugendlich bis ins hohe Alter

und in bezug auf die Ernährung

Typische Ernährungsformen	
Reaktionstyp A	*Reaktionstyp B*
Fastenkuren vom Typ der MAYR-Kur	Fastenkuren vom Typ der BUCHINGER-Kur
Kohlenhydratarme Kost und wenig Rohkost, weil Verarbeitungsschwierigkeiten von Rohkost besteht und Gärung im Darm auftreten kann	Kohlenhydratreiche Kost und viel Rohkost, weil Verarbeitungsschwierigkeiten von Eiweiß bestehen und Fäulnis im Darm auftreten kann
Eiweißreichere Kost mit etwas Fleisch.	Eiweißärmere Kost mit Quark u. ä., eher Verzicht auf Fleisch
Kochsalz und gewürzreichere Kost	Kochsalz- und gewürzärmere Kost

Gerade der *Mensch mit A-Typ-Eigenschaften* ist es, der eher zu Arthrosen neigt, weil er schlechter ausscheidet und zu vermehrter Speicherung in den Geweben neigt.

Große Abendmahlzeiten füllen die Särge

KNEIPP

Die Ernährung von Menschen mit A- und B-Typ-Eigenschaften

Während die bisher vorgeschlagene Ernährung bei B-Typ-Eigenschaften gut vertragen wird, müssen wir bei A-Typ-Eigenschaften anders vorgehen.
Hier war es der österreichische Arzt Franz Xaver MAYR, selbst ausgesprochener A-Typ, der die richtigen Wege gewiesen hat. So zunächst die richtige *Eßkultur,* denn *wichtiger, als was wir essen, ist, wie wir essen und wann wir essen!* Wir sollten erstens *langsam essen und gut kauen,* jeden Bissen 30–40mal, sollten zweitens *Pausen zwischen unseren 3 Mahlzeiten* einhalten, denn der Darm braucht Zeit, um die angesammelte Nahrung zu verarbeiten, und drittens sollte die *Abendmahlzeit knapp* sein. Wir sollten »früh essen wie ein Edelmann, mittags wie ein Bürgersmann und abends wie ein Bettelmann«, denn »der Darm geht mit den Hühnern zu Bett und wacht mit den Hühnern wieder auf«. Ein Mensch, der abends eine reichliche Mahlzeit einnimmt, »gleicht einem Lokomotivführer, der seine Maschine aufheizt und dann in den Schuppen stellt« (MAYR).
Soweit gilt dies sowohl für Menschen mit B- und A-Typ-Eigenschaften. Für den A-Typ speziell gilt die Überlegung MAYRS, daß Salate und Obst, an sich *Edelsteine* in unserer Nahrung, nicht in großen Mengen gegessen werden sollten, denn mit Edelsteinen pflastert man ja auch nicht seinen Hof.
So sollte die *Kost des Menschen mit A-Typ-Eigenschaften* rohkost- und obstärmer sein. Statt Stein-, Beerenobst und Zitrusfrüchten sollten Äpfel, Bananen, Ananas und Heidel-

beeren mit Milch und als Rohgemüse Möhren, Sellerie, rote Rübe und Gurken bevorzugt werden. [10] Die Kost sollte vorwiegend aus Gemüse, Kartoffeln und auch etwas Fleisch (3–4mal wöchentlich 50 g) bestehen. Fruchtsäfte sollten gemieden werden. Was den *morgendlichen Frischkornbrei* betrifft, sollte dieser u. U. leicht angewärmt werden und das frische Obst durch Banane, Sultaninen, Trockenfrüchte und Sauermilchprodukte ersetzt werden.

Der Darm als Krankheitsherd

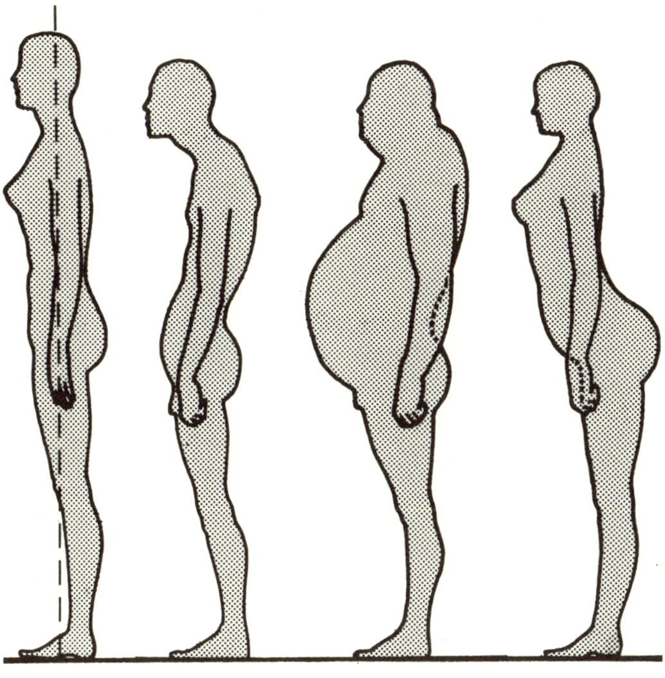

Abb. 16 Normale, lässige, Großtrommelträger- und Entenhaltung

Da heute in zunehmendem Maße der *Darm geschädigt* ist und *als Krankheitsherd* wirkt, sollten wir uns auch in bezug auf die Arthrosen mit der *Diagnostik nach* MAYR kurz befassen. Diese geht davon aus, daß ein kranker Darm die *Haltung des Menschen* beeinflußt. Auf den durch den erweiterten und gesenkten Darm vergrößerten Leib reagiert der Mensch mit einem Zwerchfellhochstand, einer Brustkorbverbreiterung und einer Beckenkippung, die zu Hohlkreuz- und Rundrückenbildung führt. Als Beispiel seien drei häufige Fehlhaltungen nach MAYR, die lässige Haltung bei Muskelschwäche und die Enten- und Großtrommelträgerhaltung bei Ausgleich durch vermehrte Muskelkraft, abgebildet.

Zum Beweis, wie stark der Bauch Atmung und Beweglichkeit beeinflussen kann, machen wir folgenden Versuch: Mit

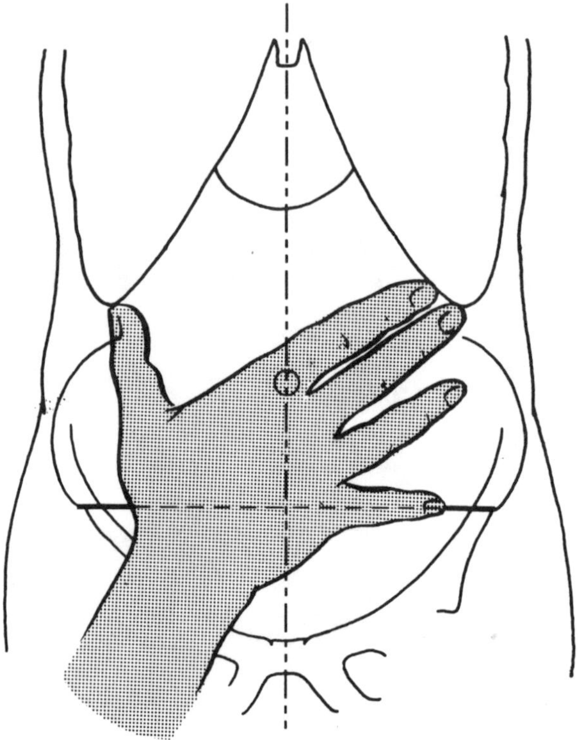

Abb. 17 Zwischenrippenbögen-Winkel und Bauchmaß

beiden Händen umgreifen und heben wir unseren Bauch bzw. unser Darmpaket und atmen dabei tief ein und aus. Wir werden feststellen, daß wir besser durchatmen und den Kopf weiter drehen können! Bei der Diagnostik nach Mayr spielt das sogenannte Bauchmaß und die Größe des epigastrischen Winkels eine Rolle (Abb. 17). Letzterer wird kleiner, wenn auch der Bauch kleiner wird.
Deshalb muß der Darm behandelt werden.

Die »Mini-Mayr-Kur« und die Mayr-Kur [10]

Die Darmbehandlung kann zunächst mit einer *dreiwöchigen milden Ableitungskur* nach Rauch oder einer Mini-Mayr-Kur, die wir zu Hause allein durchführen können, geschehen. Wir beginnen den Tag nüchtern mit einem gestrichenen Teelöffel Bittersalz auf 1/4 l körperwarmes Wasser. Tagsüber trinken wir bis zu 2 l dünnen Kräutertee (Melisse, Malve, Lindenblüten, Kamille oder Pfefferminze) mit 1 Teelöffel Honig und etwas Zitronensaft. Jeden Bissen unserer Kost, bei der wir zu grobes Brot, größere Mengen Rohkost, Bohnenkaffee und Zucker meiden, kauen wir 30–40mal und speicheln ihn gut ein. Vor dem Mittagessen und abends machen wir eine halbstündliche feuchte Wärmeauflage auf den Leib (feuchtwarmes Tuch und Wärmeflasche). Und immer wieder den Bauch umgreifen, anheben und dabei tief ein- und ausatmen – eine Mini-Mayr-Kur.
Darüber hinaus empfiehlt sich besonders für den Patienten mit A-Typ-Eigenschaften die eigentliche 3–4wöchige *Mayr-Kur* oder das »Fasten ohne zu fasten«, die nur in einem gut geführten Mayr-Haus unter Leitung eines darin ausgebildeten Arztes möglich ist und zu überdurchschnittlich guten Erfolgen führt. [10]
Patienten mit B-Typ-Eigenschaften dagegen führen leichter eine *Fastenkur nach* Buchinger durch.

Auch Genußgifte haben Einfluß

Oft recht deutlich ist auch der Einfluß der Genußgifte, die daher zu meiden sind: Sowohl Alkohol wie Tabak können nach größerem Konsum die Beschwerden ganz wesentlich verstärken. Es unterliegt keinem Zweifel, daß bei Genußmittelmißbrauch diese auch in die Gelenke eingeschwemmt werden und Heilungschancen blockieren. So kann beispielsweise nach starkem Rauchen am folgenden Tage ein Knirschen viel deutlicher wahrgenommen werden.

2. Die Haltungskorrektur und Beseitigung von Fehlbelastungen

Nachdem wir den Einfluß der Fehlernährung und des dadurch geschädigten Darmes kennengelernt und dabei festgestellt haben, daß bereits dadurch unsere Haltung, Beweglichkeit und Atmung beeinträchtigt werden können, kommen wir jetzt zur gleichzeitig (konzertierte Aktion!) durchzuführenden *Kontrolle unserer Haltung*. Denn die Ursachen der Arthrosen liegen nicht in der Gelenkhöhle, sondern im ganzen Körper und Fehlhaltungen begünstigen sie. Wir benutzen dazu die Erfahrungen des Engländers F. M. ALEXANDER (geboren 1869 in Australien, gestorben 1955 in London), der bemerkenswerte Zusammenhänge zwischen Körperhaltung und Gesundheit entdeckt hatte.

Wir tun jetzt folgendes: Wir lassen unseren Kopf mit dem Kinn auf die Brust sinken, heben ihn dann in die Waagerechte und etwas höher und halten ihn so: vorne – oben. Der Hals ist leicht nach vorne geneigt und der Kopf freischwebend geradeaus. Dabei entspannt sich der Nacken wie von selbst und werden Schultern breit, indem wir sie leicht nach vorne unten richten. *Diese Kopfhaltung ist das ganze Geheimnis der Alexandermethode.*

> *Kopf vorne – oben*
> *Kopf waagrecht freischwebend geradeaus*
> *Nacken entspannt*
> *Schultern breit – vorne – unten*
> *Rücken lang – Hüften vor*

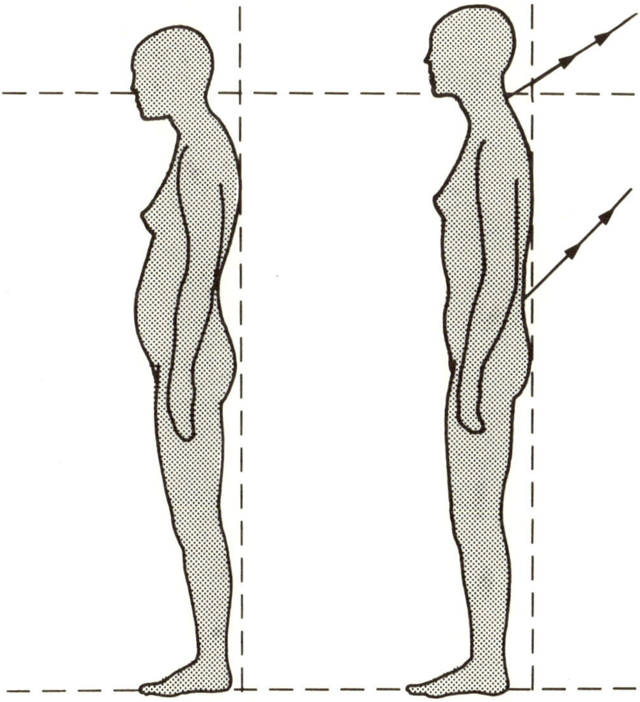

Abb. 18 Die Alexandermethode (rechte Figur)

Der Hals ist auf unserer Abbildung links nach unten gesunken und nach vorne gebeugt, der Rücken ist gekrümmt, das Becken gekippt und der Bauch vorgewölbt. Auf der rechten Abbildung zeigen die Pfeillinien die aufrichtende Wirkung der Haltungskorrektur nach ALEXANDER. Dabei setzen wir die Vorstellungskraft ein, indem wir uns in der gewünschten Haltung sehen: froh, heiter und gelöst. [11]
Beim *Hinsetzen und Aufstehen* nach ALEXANDER beugen wir uns, wobei die Arme herunterhängen und die Knie sich leicht öffnen, ganz tief herunter, so daß wir uns, die Schwerkraft nutzend, ganz von selbst hinsetzen. Beim Aufstehen beugen wir uns wieder ganz weit vor und herunter, so daß wir ganz von selbst aufstehen, richten uns auf und überprüfen unsere Haltung.

Richtiges Sitzen, Bücken, Heben und Liegen

Beim *richtigen Sitzen* ist der volle Kontakt mit der Rückenlehne wichtig, wobei der Rücken vor allem im Kreuz, etwa zwei Handbreit oberhalb der Sitzfläche, unterstützt werden muß, wie es unsere Abbildung zeigt:

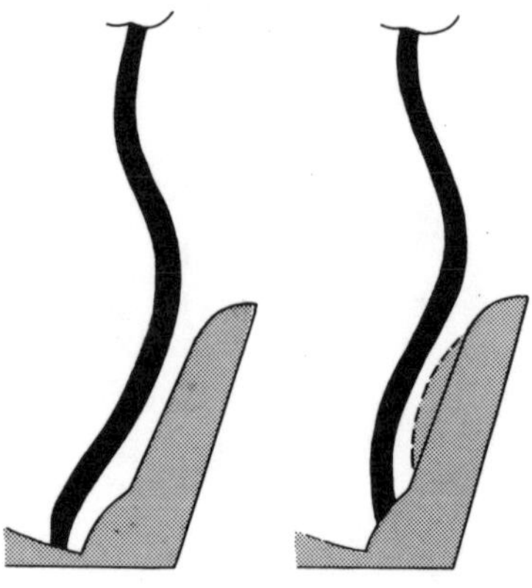

Abb. 19 Haltung der Wirbelsäule beim Sitzen

Gegen das Zerstörungswerk niedriger Tische und weicher Sessel wenigstens ein Kissen in die Lendengegend! Die Beine werden dabei möglichst weit nach vorne geschoben, wodurch das Hohlkreuz ausgeglichen wird.
Das *Heben von Lasten* in gebeugter Haltung ist immer sehr gefährlich für die Wirbelsäule, wie es unsere Abbildung zeigt:

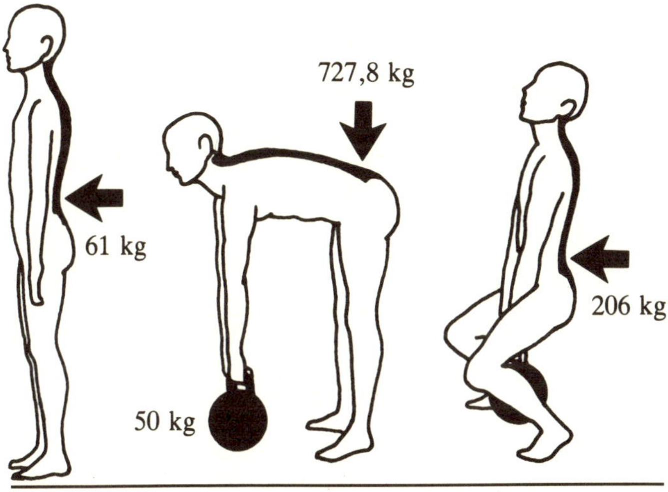

Abb. 20 Heben von Lasten

Beim Heben in vorgebeugter Haltung vervielfältigt sich die Belastung der Lendenwirbelbandscheiben (15fach!). Dies kann schwerwiegende Folgen haben, denn gerade dieser sogenannte lumbo-sacrale Übergang ist die *Achillessehne unserer Wirbelsäule!*

Daher immer in die Knie bzw. Hocke gehen und mit geradem Rücken heben!

Beim Liegen ist mit *Hart- und Flachlagerung* eigentlich alles gesagt, denn drei Dinge sind vom Übel: »Omas Kopfkissen« (wir empfehlen allenfalls ein kleines Kissen oder eine Nakkenrolle), das Keilkissen (weil es die rechte Seitenlage mit Entlastung der Lendenwirbelsäule durch übereinandergeschobene Knie verhindert) und eine zu weiche, durchhängende Matratze.

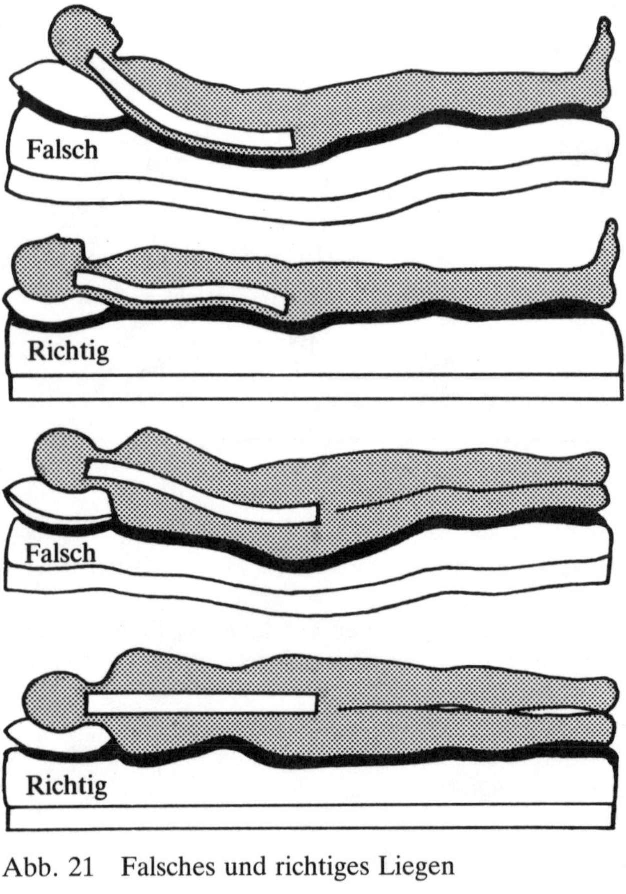

Abb. 21 Falsches und richtiges Liegen

Hier kann ein Brett unter der Matratze notwendig sein.

Ruhe ist das wahrhaft große Naturheilmittel

BIER

Einfache Übungen zur Entspannung des Rückens in wenigen Minuten

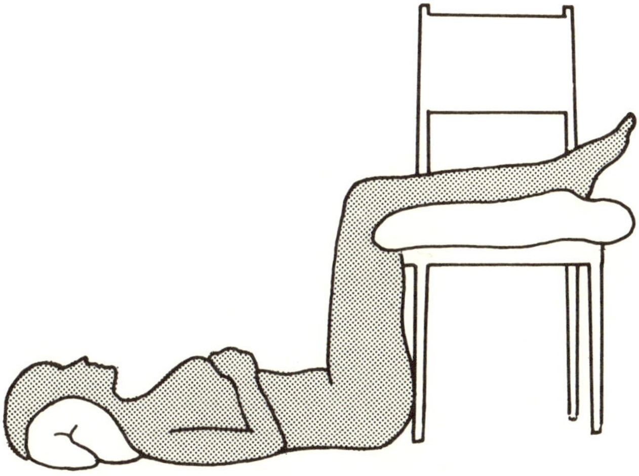

Abb. 22
Ruhestellung
Der müde, schmerzende Rücken wird so entspannt.

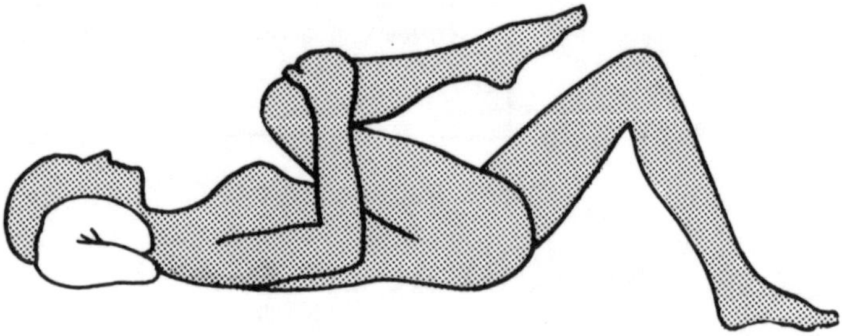

Abb. 23
Liegeübung
Vorerst einzeln, dann beide Knie bis zur Brust anziehen. Flach auf dem Boden liegen. 20 Sekunden in dieser Stellung verbleiben. Übung mehrmals wiederholen.

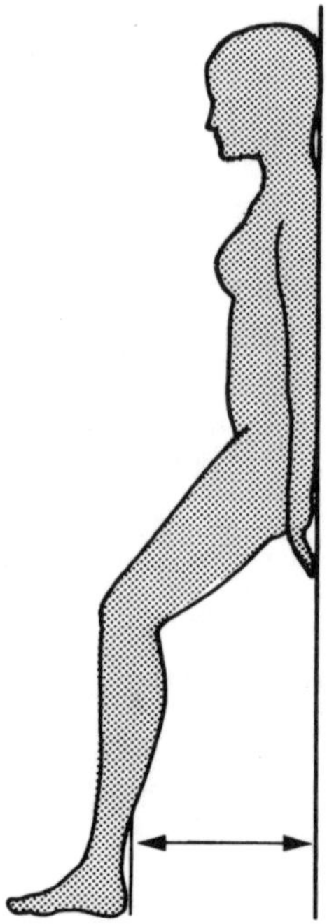

Abb. 24
Stehübung
Rücken und Schultern an die Wand drücken. Füße geschlossen. Bei angespannter Muskulatur Füße zentimeterweise bis zur Wand zurücknehmen. Gleichzeitig durchgestreckten Körper die Wand hinaufschieben. Übung mehrmals wiederholen.

Feldenkrais-Übung für die Rückenmuskulatur

Prof. Moshé FELDENKRAIS war ursprünglich Atomphysiker und hat an den ersten Experimenten bei Madame CURIE teilgenommen. Später hat er seine Lehre vom Erspüren der Funktion unseres Körpers und der Erzielung optimaler Bewegungsabläufe entwickelt, die weltweite Verbreitung erreichte. [12] Als Beispiel für sein Lebenswerk sei eine solche Übung hier beschrieben:

Legen Sie sich flach auf den Rücken, strecken Sie Ihre Beine aus, die Arme neben dem Körper. Jetzt stellen Sie die Knie auf, schlagen das linke Bein über das rechte und lassen Sie jetzt beide Knie langsam nach links gegen den Boden heruntersinken. Jetzt sind beide Knie nur auf den rechten Fuß gestützt. Und jetzt bringen Sie die Knie langsam wieder auf die Mitte zu zurück und lassen Sie sie wieder gegen den Boden sinken und bringen Sie sie wieder in die Mitte hinauf zurück und wiederholen Sie diese Übung mehrere Male (20–25mal). Atmen Sie ein, wenn die Knie zur Mitte zurückkehren, und atmen Sie aus, wenn die Knie sinken. Beachten Sie dabei, wie das Becken an der Wirbelsäule zieht und dadurch auch die Lage Ihres Kopfes verändert. Jetzt kreuzen Sie Ihre Beine um, Sie schlagen das rechte über das linke Bein und lassen die Knie jetzt nach der rechten Seite hinübersinken und bringen Sie sie wieder in die Ausgangslage zurück und wiederholen die Übung 20–25mal. Jetzt strecken Sie die Beine aus und ruhen sich eine Weile aus.

Jetzt stellen Sie das rechte Knie allein auf, strecken Ihre Arme gegen die Zimmerdecke empor und falten Sie die Hände. Ihre beiden Arme bilden jetzt zusammen mit den Schultern ein Dreieck. Stützen Sie sich jetzt auf Ihren rechten Fuß und wenden Sie mit Hilfe der Hüfte das Dreieck und somit auch den Oberkörper nach links gegen den Boden hin und dann wieder hinauf zurück. Achten Sie darauf, daß das Dreieck unverändert erhalten bleibt. Wiederholen Sie diese Bewegung etwa 20–25mal. Jetzt stellen Sie das linke Knie auf und machen diese Übung nach rechts und wiederholen sie 20mal. Strecken Sie jetzt die Beine und die Arme aus und ruhen sich aus. Durchkämmen Sie jetzt Ihren Körper und überprüfen Sie, wie er jetzt auf dem Boden aufliegt. Dann stehen Sie ganz langsam wieder auf, bewegen sich ganz langsam und überprüfen, wie Sie sich jetzt fühlen und bewegen.

Beseitigung der Fehlstatik

Wie wir gesehen hatten, führen Fehlbelastungen nach Unfällen, Kniefehlstellungen, Beckenschiefstand usw. im Laufe von Jahren zu Arthrosen. Auch hohe Absätze können die Statik unseres Körpers negativ beeinflussen und die Entstehung von Arthrosen begünstigen.

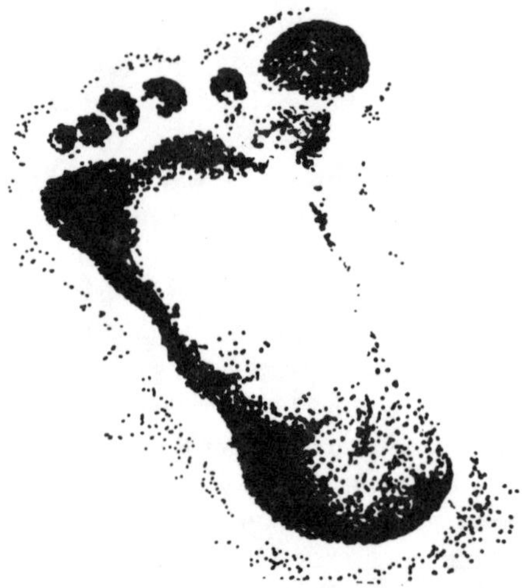

Abb. 25 Fußabdruck im Sand

Betrachten wir den Abdruck des menschlichen Fußes im Sand, so sehen wir, daß die Ferse am tiefsten einsinkt. Hohe Absätze widersprechen daher der naturbestimmten Lebensform des Menschen.

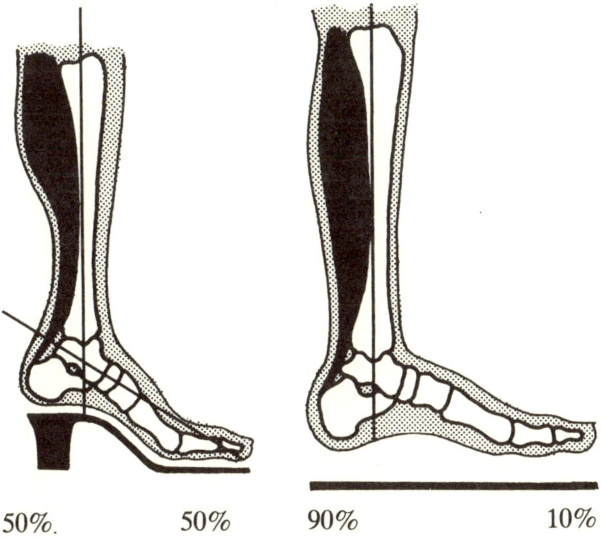

Abb. 26 Der hohe Absatz

Die meisten Menschen wissen gar nicht, was uns die hohen Absätze antun: Es kommt im Laufe der Zeit zu Fußdeformierungen wie Spreizfuß, Hallux valgus oder Schiefzehe und Hammerzehen. Auch verkümmern bei diesem Zehengang Wadenmuskeln und Achillessehne. Und schließlich ist der in enge Fesseln geschlagene Fuß die traurige Ursache von Schmerzen bis zu den Hüften hinauf – die Natur läßt sich nicht ungestraft vergewaltigen.

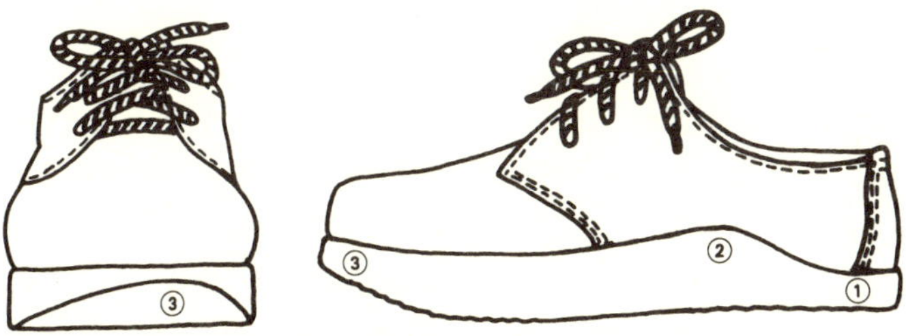

Abb. 27 Absatzloser Schuh

Deshalb sollten wir *absatzlose Schuhe* mit einer Fersenbeinunterstützung durch eine leichte Innenanhebung des Fußgewölbes [2] tragen, da Schmerzen meist zunächst an der Innenseite des Kniegelenks auftreten. Die Schuhspitze sollte etwas abgeflacht sein [3], damit ein natürliches Abrollen des Fußes möglich ist. Solche Schuhe besitzen meist auch ein gutes Fußbett, so daß *Einlagen,* die den Muskelschwund des Fußgewölbes begünstigen, unnötig sind: Einlagen beweisen oft, daß die falschen Schuhe getragen werden!

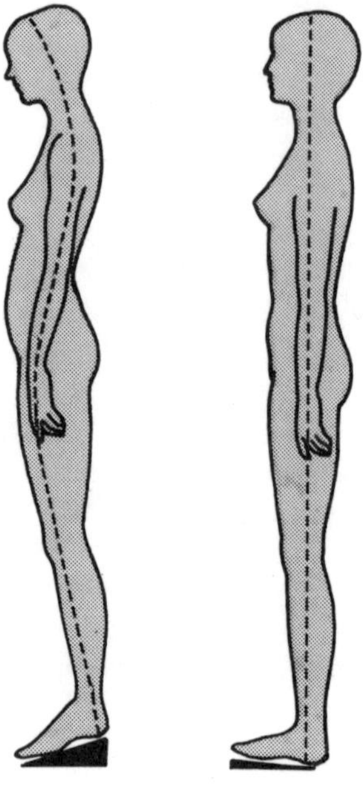

Abb. 28
Ordnung unserer Statik

Beim Tragen absatzloser Schuhe wird, wie unsere Abbildung zeigt, das Fußgewölbe gestärkt, geht die Fehlbelastung der Knie- und Hüftgelenke zurück, richtet sich das Becken wieder auf, geht der Bauch zurück und entspannen sich die Rückenmuskeln – gemeinsam mit der ernährungsbedingten Haltungskorrektur nach Mayr, wie wir sie kennen gelernt haben. Das ist unsere aus dem neuen »vernetzten« Denken entwickelte *konzertierte Aktion.* So wird das Gleichgewicht der Kräfte oder die optimale Statik wiederhergestellt und Fehlbelastungen verschwinden.

> *Nur das taugt, was erkämpft wird!*
>
> KNEIPP

3. Bewegungsbehandlung

Was für die Wirbelsäule gilt, nämlich beweglich bleiben, bewegen und noch einmal bewegen, denn »Leben lebt von Übung« und was geschont oder nicht benutzt wird, verkümmert und degeneriert, das gilt für arthrotisch veränderte Gelenke ebenfalls. Denn der rhythmische Wechsel von Druck und Entlastung ist für die Ernährung des Gelenkknorpels und der Bandscheiben von erheblicher Bedeutung; die Zirkulation im Gelenkinnern wird durch nichts besser gefördert als durch Bewegung. Dennoch darf nichts überstrapaziert und überlastet werden. Dieses Maß zwischen ungesundem »Zuviel« und »Zuwenig« zu finden, scheint dem Menschen äußerst schwer zu fallen. Daher ist *Jogging,* wörtlich zockeln, für die Gelenke nicht empfehlenswert. Zwar schadet das jungen Menschen mit gesunden Gelenken nicht, doch bei der weiten Verbreitung erhebt sich die Frage, ob, wenn die Joggingwelle über uns hinweggebraust sein wird, nicht viele Gelenkgeschädigte zurückbleiben werden. Denn der Gelenkknorpel ist nicht trainierbar, er kann nur erhalten werden.

Bewegung ohne Belastung

Unser Leitspruch bei Arthrosen sollte heißen: *Bewegung ohne Belastung!* Schonende *Spaziergänge auf weichem Waldboden,* möglichst auf absatzlosen Schuhen mit weichen Sohlen richten keine Schaden an und sind zu empfehlen. Öfter absitzen und *die Beine immer wieder locker baumeln lassen,* z. B. auf Bürosesseln mit verstellbarer Sitzhöhe und elastischer Rückenlehne, die man auch Hausfrauen empfehlen kann.

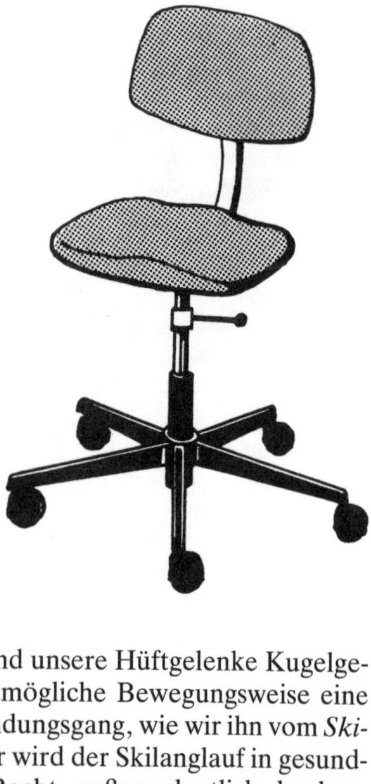

Abb. 29 Bürosessel

Wie wir gesehen hatten, sind unsere Hüftgelenke Kugelgelenke. Für sie gilt als bestmögliche Bewegungsweise eine Art von Dreh- oder Verwindungsgang, wie wir ihn vom *Skilanglauf* her kennen. Daher wird der Skilanglauf in gesundheitlicher Hinsicht mit Recht außerordentlich hochgeschätzt. Aber auch im Sommer sollten wir uns entsprechend bewegen:

Auf Stöcke gestützt, vor Krücken geschützt

Jeder weiß, wie insbesondere Kniegelenke beim Bergabwärtsgehen beansprucht werden.

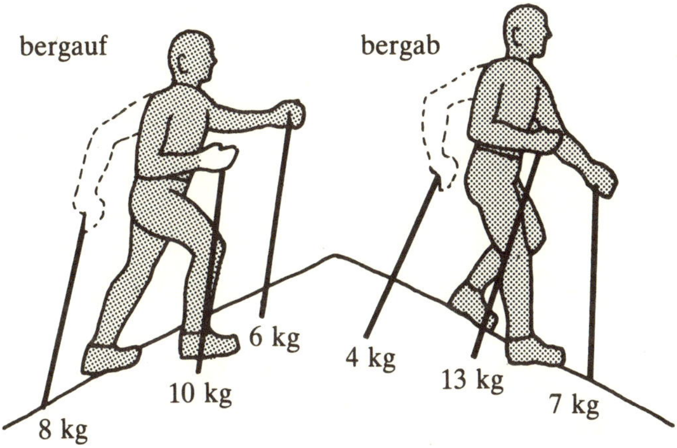

Abb. 30 bergauf und bergab

Mittels eingebauter Druckfeder-Uhren konnte beim Gehen im Gebirge nachgewiesen werden, welche enormen Lasten den Gelenken abgenommen wird, wenn man Stöcke benutzt [13] Daher gilt heute »auf Stöcke gestützt – vor Krücken geschützt«, denn *die Menschen werden zwar älter, aber die Gelenke halten nicht.* Deshalb sollten wir im Gebirge einen, besser zwei Stöcke benutzen. Dies können Skistöcke sein oder Stöcke aus Bambus, wie wir sie benutzen, mit Schlaufen, in die die Handgelenke eingehängt werden, so daß wir nicht einmal die Kraft aufbringen müssen, den Knauf zu halten, und so Kräfte sparen. Die Höhe der Stöcke muß so gewählt werden, daß der Oberkörper frei aufgerichtet bleibt, um die Lungenventilation zu verbessern und die Atemkapazität zu erhöhen.

Schwimmen

Der Bewegung in der Luft stellen wir die Bewegung im Wasser, das Schwimmen, als eine weitere Form der Bewegung ohne Belastung gegenüber. Dabei ist Brustschwimmen in kühlerem Wasser wegen der dabei auftretenden Überstrekkung für die Wirbelsäule ungeeignet und nicht zu empfehlen. *Schwimmen in Rückenlage,* Kraulen oder einfach nur *Bewegungsübungen* mit häufigem Beugen der Knie- und Hüftgelenke dagegen sind äußerst wertvoll. Wenn man arthrotische Gelenke durch den Druckstrahl aus meist vorhandenen Düsen außerdem noch massieren läßt, hat man eine wirksame Verbindung von Unterwassergymnastik und Unterwassermassage.

Wie wir uns eine gute kräftige Muskulatur anschaffen können

Um das Grundproblem bei Arthrosen, das Mißverhältnis zwischen Belastbarkeit und tatsächlicher Belastung der Gelenke auszugleichen, brauchen wir gute kräftige Muskeln, ein gut funktionierendes »Haltwerk«. Deswegen mußten wir Übergewicht abbauen, Fehlstatik beseitigen, längeres Stehen vermeiden und schonende Spaziergänge durchführen. Darüber hinaus brauchen wir gute kräftige Beinmuskeln und für die Wirbelsäule ein »Muskelkorsett«, welches nur durch *Bewegungsübungen und Gymnastik* zustande kommt. Auf die Darstellung solcher Übungen soll hier verzichtet werden, da sie überall beschrieben wird.

Eine einfache *Widerstandsgymnastik zur Kräftigung des Quadriceps,* des für das Kniegelenk wichtigsten Oberschenkelmuskels, besteht darin, daß wir bei hängenden Beinen im Sitzen eines über das andere schlagen und das untere gegen den Druck des oberen anheben, das mehrere Male am Tage.

Radfahren

Radfahren ist die beste Form der Bewegung ohne Belastung. Da das Körpergewicht dabei, ähnlich wie beim Schwimmen, vom Sattel getragen wird, werden Gelenke, Sehnen und Bänder einerseits entlastet und andererseits trotzdem sanft trainiert. Die Beinmuskeln dagegen werden sehr intensiv gekräftigt. Tatsächlich ermöglicht das Radfahren unter Entlastung der Kniegelenke das beste Muskeltraining überhaupt. So sind Radsportler muskulöse Menschen, die kaum Arthrosen kennen. Das enorme Bewegungsdefizit, das wir bei Arthrosekranken finden, kann durch Radfahren verhindert werden, so daß es gar nicht erst zur Entstehung beispielsweise von Kniegelenksarthrosen kommt. Auch bei bereits bestehenden Knie- und Hüftgelenksarthrosen kann man immer noch radfahren und beugt so einer Verschlimmerung dieser Erkrankungen vor.

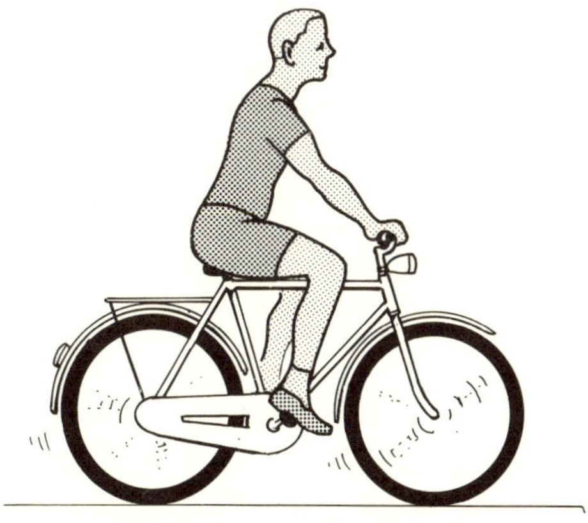

Ist Regeneration des Gelenkknorpels möglich?

Der Gelenkknorpel ist ein »bradytrophes«, d. h. schwer ernährbares Gewebe, weil er keine eigenen Blutgefäße besitzt. Er wird, wie wir immer wieder gesehen hatten, durch den rhythmischen Wechsel von Druck und Entlastung bei fortwährender Bewegung, indem die Nährflüssigkeit umgewälzt wird, ernährt. Geschieht dies, beispielsweise beim Fahrradfahren oder beim Üben mit einem Standfahrrad, und wird vorher die Durchblutung durch kalte oder wechselwarme Anwendungen angeregt, so können wir uns vorstellen, daß dadurch der Gelenkknorpel regeneriert werden kann [14], zumal wenn — »erst drainieren, dann trainieren« — dabei eine Umstellung der Ernährung durchgeführt wird = *eine konzertierte Aktion gegen die Arthrose!*

Über Wärme- und Kältebehandlung

Das schwer zu ernährende Knorpelgewebe ist gegen Stauungen äußerst empfindlich. Deswegen bekommen chronisch venenleidende Frauen irgendwann ihre Kniegelenksarthrose, auch »Phlebarthrose« genannt. Auch bei längerdauernden Wärmeanwendungen, wie Fango- oder Moorpackungen, geben solche Patienten häufig an, daß es ihnen nicht besser geht, sondern ihre Beschwerden eher zunehmen. Denn Wärme staut und macht schlaff. Daher *erfordert die Arthrose eine überwiegend kalte Behandlung!* Allerdings sachgerecht nach dem Gesetz der Kneipp'schen Therapie:

Kalte Anwendungen am sich warm fühlenden Kranken! Jede Kältebehandlung ist abhängig vom Wärmevorrat, sie wirkt nur günstig, wenn ein Wärmeüberschuß besteht. [15] Die Kältebehandlung rechtfertigt also einmal der Begriff Phlebarthrose und andrerseits die Beteiligung kleiner entzündlicher Vorgänge, der »Mikro-Entzündungen«. Während bei *Menschen mit B-Typ-Eigenschaften* bei Arthrosen ausschließlich Kältebehandlung durchgeführt wird, behandeln wir ausgesprochene *A-Typen* wegen ihrer Kälteempfindlichkeit auch gerne warm, z. B. mit ansteigenden Fußüberwärmungsbädern.

> *Es ist ja nicht die Kälte, die heilt, sondern die Wärme, die durch das kalte Wasser erzeugt wird.*
>
> PRIESSNITZ

4. Kältebehandlung

Sie wirkt ähnlich wie Wärmebehandlung, nur intensiver. Da Kälte ein die Aktivität herausforderndes Stimulans ist, bessert sie Schmerzen, erleichtert die Beweglichkeit und fördert die Regeneration des Gelenkknorpels. Wir gehen sozusagen den Weg, die Wärme vom Körper selbst erzeugen zu lassen, denn *kaltes Wasser erzeugt am warmen Kranken Wärme!* Je kälter das Wasser, desto höher die nachfolgende Wärme und desto länger bleibt sie bestehen. Wir wenden die Kältebehandlung bei den Arthrosen des Unterkörpers an und zwar *bei Kniegelenksarthrosen den Knieguß* und *bei Hüftgelenksarthrosen den Schenkelguß* und dies, wenn irgend möglich, mehrmals am Tage.

Der Knieguß

Morgens aus dem warmen Bett und tagsüber, wenn wir uns warm fühlen, stellen wir uns in die Badewanne und führen den Knieguß durch.
Wir beginnen am rechten Fuß, führen den Wasserstrahl langsam an der Außenseite des rechten Beines hinauf bis oberhalb des Knies, machen einige Hin- und Herstriche, drehen den Fuß nach außen und fahren langsam an der Innenseite des Beines entlang wieder zum Fuß zurück. Abschließend begießen wir unsere Fußsohle. Dann folgt das linke Bein in der gleichen Weise. Wir können den Knieguß bei genügendem Wärmeüberschuß kalt, sonst als wechselwarmen Guß, erst mit warmem und dann mit kaltem Wasser durchführen.

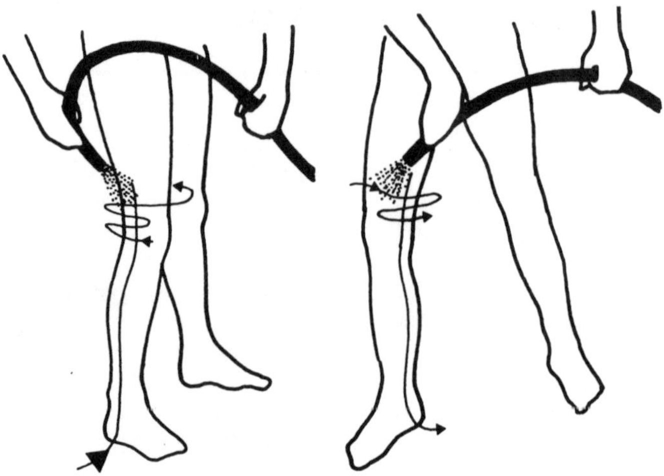

Abb. 32 Der Knieguß

Der Schenkelguß

Der Schenkelguß wird wie der Knieguß durchgeführt, nur führen wir den Wasserstrahl bis zum Gesäß hinauf, machen einige Hin- und Herstriche, drehen den Fuß nach außen, verweilen etwas in der Leistenbeuge und führen den Strahl langsam wieder zum Fuß hinunter. Abschließend begießen wir unsere Fußsohle. Das Geheimnis liegt auch hier darin, daß wir diese Anwendung mehrmals am Tage, eben kurmäßig, durchführen.

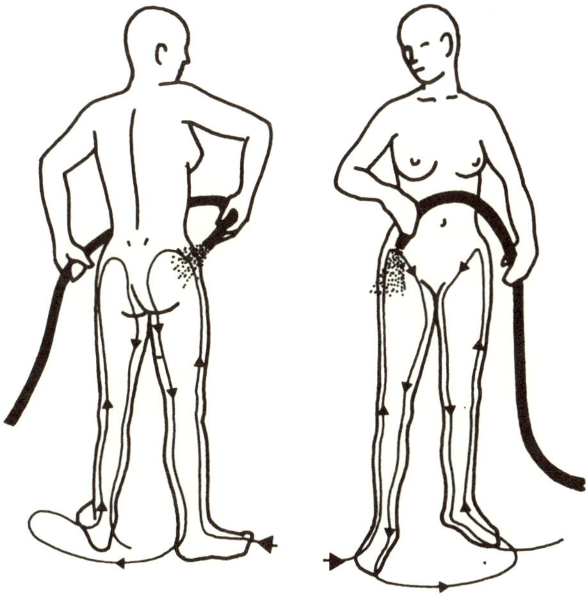

Abb. 33 Der Schenkelguß

Der kalte Kniewickel

Noch wirksamer ist der kalte Kniewickel, der abends und über Nacht oder besser morgens angelegt wird. Auch hier muß sich der Kranke gut warm fühlen, dagegen muß der Wickel ausnahmslos kalt, *möglichst kalt* sein! Nur die intensive kalte Anwendungsform löst reaktive Wärmebildung aus und wird eben *dadurch* so gut vertragen – das hat uns Kneipp gelehrt. Kühle oder laue Wickel lösen keine Reaktion aus, entziehen schleichend Wärme und schädigen den Zellstoffwechsel. Fühlt sich der Kranke nicht warm und fröstelt er gar, so werden die Kniegelenke vor dem kalten Wikkel 20 Minuten lang mit Wärmeflaschen oder Heizkissen gut durchgewärmt, also aufgeheizt. Anschließend wird der kalte Kniewickel angelegt: Er besteht aus einer Einlage aus Frotteestoff und einer Hülle aus Wolldeckenstoff (aus einer alten Decke) ohne wasserdichte Zwischenlage. Die Einlage wird in kaltes Leitungswasser getaucht, ausgewrungen, um das Kniegelenk gelegt und von dem warmen Wollstoff umhüllt, wie es unsere Abbildung zeigt:

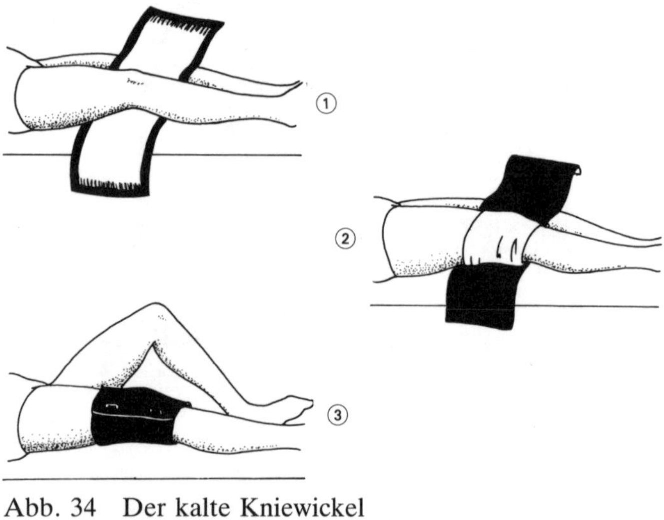

Abb. 34 Der kalte Kniewickel

Entscheidend ist, daß man im kalten Kniewickel warm wird. Er bleibt mehrere Stunden oder besser die ganze Nacht liegen. Seine Wirkung auf die Kniegelenksarthrose beruht auf seiner regelmäßigen Wiederholung. Eine Nebenwirkung des kalten Kniewickels: Der Schlaf wird besser.

Kältebehandlung mit Eis

In letzter Zeit hat sich die *Kältebehandlung mit tiefgefrorenen Gelbeuteln* auch bei der Kniegelenksarthrose bewährt. Diese aus der Apotheke zu beziehenden Gelbeutel werden im Tiefkühlfach des Kühlschranks aufbewahrt und können täglich u. U. mehrmals bis zu 30 Minuten mittels elastischer Binde am erkrankten Gelenk befestigt werden. Dann können, weil Schmerzhaftigkeit vermindert wird, Bewegungsübungen durchgeführt werden – Kälte als Aktivität herausforderndes Stimulans fördert *Rehabilitation* und *Regeneration.*

5. Wärmebehandlung

Bei *Arthrosen des Oberkörpers, besonders der Wirbelsäule,* wenden wir wegen der größeren Kälteempfindlichkeit *eher die Wärmebehandlung* an. Dabei kommt es vor allem auf den *Ansteigeeffekt der Wassertemperatur* an, der im Bereich des Rheumatismus — und eine aktivierte Arthrose gehört auch in diesen Bereich — viel zu wenig genutzt wird. Die Wärmebehandlung der Fingergelenksarthrosen hatten wir auf Seite 18 schon besprochen. Bei akuten Schmerzzuständen im Bereiche der Lendenwirbelsäule hat sich der Heublumensack in Verbindung mit Stufenbettlagerung (ähnlich Abb. 22) bewährt.

Der Heublumensack

Von den örtlichen Maßnahmen der Wärmezufuhr ist der *Heublumensack* eine unersetzliche Hilfe, da er nicht nur eine hervorragende schmerzlindernde, durchblutungsfördernde, entzündungshemmende Wirkung besitzt, sondern auch in der Anwendungsform sauber und angenehm ist, zumal bei der Verwendung von Fertigheusäcken. Er wird im Dampf erhitzt und so heiß wie möglich an das kranke Gelenk oder die schmerzhafte Stelle gelegt, mit Tüchern umwickelt, abgedeckt und bleibt $1/2$ bis $3/4$ Stunde liegen.

Das ansteigende Fußüberwärmungsbad

Die für chronische Krankheiten charakteristischen Blutverteilungsstörungen lassen sich besonders bei kälteempfindlichen A-Typen einfach und leicht durch Fußüberwärmungsbäder ausgleichen. Dabei kommt es zunächst zu einer besseren Durchblutung der Beine, dann der gesamten Haut (»konsensuelle Reaktion«) und schließlich auch der inneren Organe (»Morat-Draste-Regel«). Man stellt, auf einem über die Ränder der Badewanne gelegten Brett sitzend, die Füße in eine einfache Waschschüssel mit warmem Wasser, in die man ganz langsam warmes Wasser hinzulaufen läßt, wobei das Wasser über den Rand der Waschschüssel abfließen kann. Dabei steigt die Wassertemperatur in 15–20 Minuten ganz langsam von etwa 35 auf 45 Grad bis zur »Erträglichkeitsgrenze« an. Anschließend legt man sich zu Bett. Noch nie hat man eine so wohlige, den ganzen Körper durchflutende angenehme Wärme gespürt. Um einen Erfolg zu erreichen, sollten in 3–4 Wochen 20 Fußüberwärmungsbäder durchgeführt werden.

Das ansteigende Wirbelsäulenbad

Sehr wirksam ist das ansteigende Wirbelsäulenbad, welches auch leicht zu Hause durchgeführt werden kann. Dabei liegt der Kranke in der zu einem Viertel mit warmem Wasser gefüllten Badewanne, wobei Bauch und Brust über das Wasser hinausragen. Jetzt läßt man langsam warmes Wasser hinzulaufen, so daß die Wassertemperatur allmählich ansteigt. Um diesen vor allem wirksamen »Ansteigeeffekt« zu erreichen, kann es erforderlich sein, etwas Wasser ablaufen und wieder heißes Wasser zulaufen zu lassen, ohne daß dabei zu viel Körper wegen der sonst auftretenden Herzbelastung im heißen Wasser liegt. Die Dauer des Bades beträgt etwa 15 Minuten. Abschließend abtrocknen, sich in ein großes vorgewärmtes Tuch wickeln oder ins Bett gehen. Bei diesem Bad kommt es ausschließlich zu einer besseren Durchblutung des Wirbelsäulenbereiches.

Natura sanat.
Die Natur heilt!

6. Naturheilmittel

Wenn auch exakte Vergleichsuntersuchungen durch die Hersteller der Phythotherapeutica im Gegensatz zu den Herstellern chemischer Mittel noch weitgehend fehlen und wir daher auf die Empirie angewiesen sind, gibt es dennoch zahlreiche Beispiele dafür, daß *Patienten ihre arthrotischen Gelenkbeschwerden durch solche pflanzlichen Mittel verloren haben.* Daher seien an dieser Stelle solche bewährten Naturheilmittel aufgeführt, obwohl deren Zahl nicht sehr groß ist.

*Symphytum** (Beinwell oder Wallwurz) hat sich bei aktivierten Arthrosen als Frischpflanzenextrakt, Salbe oder Frischpflanzenbrei bewährt.
Auch *Arnica** in Form von Umschlägen (1 Teelöffel Arnica-Tinctur auf ¼ l Wasser) kann helfen, eine aktivierte Arthrose in eine stumme zurückzuverwandeln.
Oder man wage einmal, frische *Brennesselblätter* um das schmerzende Kniegelenk zu legen, mit einer Binde zu fixieren, einige Zeit liegen zu lassen und das Ganze mehrmals zu wiederholen. Gleichzeitig trinke man Brennesseltee. Schon PARACELSUS hatte das empfohlen.

Diätetische Hilfsmittel
Zur gezielten Ernährung und Stabilisierung von Bindegeweben findet ein neues Diätetikum zunehmende Beachtung. Ersten Berichten über die Wirkungen eines neuseeländischen Muschelextraktes [16] folgten weitere Untersuchungen auf diesem Gebiet. Inzwischen wird ein Schalentierextrakt zur Ergänzung der täglichen Ernährung angeboten, der mittels Gefriertrocknung und Feinmahlung gewonnen wird. Neben den bei rheumatischen Erkrankungen wichtigen Vitaminen der B-Gruppe enthält er einen beachtlichen Anteil an Glucosaminoglykanen, die für die Ernährung des Bindegewebes – also auch der Gelenke mit Gelenkflüssigkeit – wichtig sind. Bei mengengerechtem Verbrauch zeigen sich positive Einflüsse auf die Bindegewebsstrukturen schon nach zwei bis drei Wochen.**

* Nach den neuen Richtlinien des Bundesgesundheitsamtes (Kommission E) wurden die Anwendungsgebiete verschiedener Arzneimittel enger gefaßt. Beinwell ist für äußere Anwendungen bis zu einer bestimmten Tagesdosis zulässig. Auch bei Arnika wurde nur die äußere Anwendung positiv bewertet, da die innerliche Einnahme mit Risiken verbunden ist. Nähere Angaben im Buch »Heilkräftige Pflanzen« von A. Poletti und H. Schilcher (Neuauflage Herbst 1989 im selben Verlag).

** Bezugsquellen über Hädecke Verlag, Leser-Service, D-71256 Weil der Stadt.

Örtliche Entgiftung und Energieflußausgleich

Neben der *allgemeinen Entgiftung* durch eine Ernährungsumstellung und eine Mayr-Kur kann eine gezielte oder *lokale Entgiftung* durch *Cantharidenpflaster* (bei den Hüftgelenken), großflächige *Baunscheidtbehandlungen* im Bereiche der Wirbelsäule, *Blutegel* direkt am Gelenkspalt und *Schröpfen* oft ganz erstaunlich mithelfen, um Beschwerdefreiheit zu erreichen.
Massagen, so angenehm sie auch sind, jagen oft nur die Stoffwechselschlacken im Körper herum. Wir können daher bei den Arthrosen auf sie zugunsten einer mehr aktiven Therapie verzichten.

7. Das Schaf-Schurwolle-Bett

Das *Wirkungsprinzip des Klimas* [17] zeigt unser Bild mit einer Gegenüberstellung »strahlender« Entwärmung in Richtung kalter Betonwände der »Luftschichtenentwärmung« durch Leitung im Holzhaus oder Schafschurwollebett.
Langdauernde Kälte, vor allem feuchte Kälte, spielt auch bei den Arthrosen, die zum »rheumatischen Formenkreis« gehören, eine ungünstige Rolle. Gab es, wie Höhlenzeichnungen beweisen, doch schon vor Tausenden von Jahren, als die Menschen, um zu überleben, in Höhlen wohnen mußten und auf einseitige Fleischkost angewiesen waren, die »Höhlenarthritis«.
Um sich ein Drittel der Zeit des Tages und der Nacht in einem gleichmäßig warmen und trockenen Kleinklima aufhal-

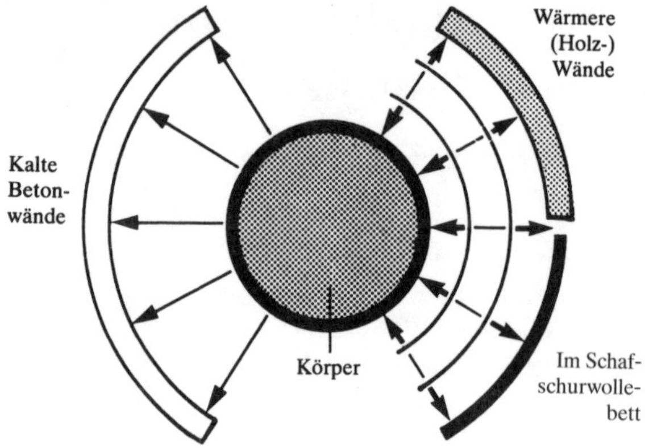

Abb. 35 Wirkungsprinzip des Klimafaktors

ten zu können, gibt es nichts Besseres als ein *Bett aus Schafschurwolle.* Wolle ist ein schlechter Wärmeleiter, enthält große luftgefüllte Poren und saugt den Schweiß auf. Es kommt, besonders wenn wir nackt ohne Bezug in der Wolle schlafen, zu schneller gleichmäßiger Erwärmung auf Körpertemperatur (»Luftschichtenwärme«) ohne jedes unangenehme feuchte Gefühl, denn Schafschurwolle ist temperaturausgleichend, hautsympathisch und atmungsaktiv. Genau wie beim Schaf, welches Temperaturunterschiede zwischen −10 und +40 Grad auszugleichen vermag, gibt es keinen Hitzestau mehr. Im Schafschurwollebett regeneriert sich der Zellstoffwechsel unseres Körpers, wird Rheumatismus im weitesten Sinne günstig beeinflußt und der Schlaf tiefer. Obwohl man dieses Bett, bestehend aus Decke, Unterlage und Kopfkissen, auch waschen kann, wird es genau wie ein echter Teppich infolge der biologischen Selbstreinigungskraft des Naturhaares kaum schmutzig – regelmäßiges Lüften und Belichten im Freien, sowie gelegentliches Waschen oder Reinigen genügen.
Es gibt jetzt unter der Bezeichnung »Wollnest« ein empfehlenswertes Bett, bei dem der Körper lückenlos von reiner Wolle umgeben ist. Bezugsmöglichkeit über Hädecke Verlag, Leser-Service, D-71256 Weil der Stadt.

> *Gesundheit schätzt man erst,*
> *wenn man sie verloren hat.*

Mit seiner Knie- und Hüftarthrose leben

Ist eine Arthrose sehr weit fortgeschritten und der Gelenkknorpel erheblich geschädigt, so ist eine Heilung natürlich nicht mehr möglich, sondern nur noch Beschwerdefreiheit zu erreichen. Dann müssen wir mit unserer Arthrose leben. Dazu einige Bemerkungen:

Bereits sehr frühzeitig sollte *der Stock* zur Anwendung kommen. Dadurch wird das Körpergewicht auf 2 Punkte verteilt und weiterer Schädigung der Gelenke vorgebeugt. Leider besteht unverständlicherweise bei älteren Menschen ein ausgesprochener Widerwille gegen den Stock und man hört immer wieder: »Mich wird niemand mit einem Stock sehen!« Da könnte helfen, derartige Vorurteile abzubauen, wenn das *Gehen mit 2 Stöcken im Gebirge allgemein anerkannter Sport* würde. Wie sehr das vorbeugend gegen Arthrosen wirkt, haben wir im Kapitel »Auf Stöcke gestützt – vor Krücken geschützt« dargelegt.

Wenigstens in der Stadt sollte ein Schirm als Stock und beim Einholen Einkaufstaschen auf Rädern benutzt werden. Dies kann bei der heute üblichen Hetze und Hast auch einen psychologischen Schutz für Ältere bedeuten.

Auch sollte *zu vieles Stehen*, unnötiges Herumstehen, vermieden werden. Die Zahl der Schritte sollte kontrolliert und reduziert werden, indem man beispielsweise bei Spaziergängen auch den Rückweg miteinkalkuliert. Wir sollten ein Gefühl für die Schonung unserer Gelenke entwickeln, indem wir ständig an einen sinnvollen Wechsel zwischen Ruhe und dosierter Bewegung denken: Du bist gesund, wie Du lebst (KNEIPP).

Operativer Gelenkersatz

Die Chirurgie heilt immer nur das Symptom und niemals die Krankheit, sie ist letztlich nur eine Art von technischer Nothilfe. Dennoch sind Operationen oft nicht zu umgehen und zwar besonders in bezug auf die Hüftgelenksarthrose. Hier wurden hervorragende chirurgische Techniken entwickelt, was leider für die Kniegelenksarthrosen noch nicht gilt – hier sind die Ergebnisse bisher kaum befriedigend. Operationen der Hüftgelenke dagegen bringen neben weitgehender Schmerzfreiheit oft auch *ein erhebliches Maß an bereits verloren geglaubter Beweglichkeit wieder zurück,* wenn nach der Operation intensiv geübt und all das getan wird, was in dem vorliegenden Büchlein geschildert wurde. Allerdings sollten solche Operationen nie vor dem 60. Lebensjahr durchgeführt werden, da die zementfixierten Prothesen nur eine Lebensdauer von ca. 10–15 Jahren haben. Auch sollten die enormen Kosten, die solch künstlicher Gelenkersatz erfordert, bedacht werden. Daher steht er für uns am Ende der möglichen Maßnahmen. Für uns gilt: *Vorbeugen ist besser als Heilen!* Wir sollten daher alles tun, um die Funktion unserer Gelenke möglichst lange zu erhalten, wie es im vorliegenden Buch beschrieben wurde.

Psychosomatische Einflüsse

Abschließend sei noch ein Wort zum Einfluß der Seele bei Arthrosen gestattet. Diese bestehen besonders bei Älteren als Folgen *ängstlich-depressiver Verstimmungen,* durch die einerseits die Schmerzschwelle absinkt und andrerseits der Muskelspannungszustand ansteigt. Dadurch fällt das für die Funktion der Gelenke so wichtige *lockere Bewegungstraining* weg und wird die Entstehung von Arthrosen begünstigt. Auch Haltungen, alles allein machen und »Lasttier« sein zu wollen, die Folge frühkindlich erlebter Zurückweisungen sind, spielen dabei eine Rolle. Auch der Arthrosekranke muß wieder lernen, sich locker und entspannt zu bewegen, indem er sich auf die Art wie er sich bisher bewegt hat, konzentriert. Dabei wird er nicht selten gewahr, daß er unnötig viel Kraft an falscher Stelle eingesetzt hat. Daraus ergibt sich, wie wichtig auch bei Arthrosen *Entspannungsübungen* sind.

Quellenhinweise

1 Schettler, G., Prof., »Alterskrankheiten«, Thieme Verlag Stuttgart 1972
Miehlke, R. K., Therapiewoche 31/1981
2 Vester, F., Prof., »Neuland des Denkens«, dva Stuttgart 1980
3 Schwarzweiler, F., Medical Tribune 1980
4 Husemann, Prof., »Die medikamentöse Therapie der Arthrosen«, Euromed, Nr. 10/1983
5 Mathies, H., Prof., »Rheuma«, Gustav Fischer Verlag Stuttgart 1979
6 Wendt, L., Prof., »Eiweißspeicherkrankheiten«, Karl F. Haug Verlag Heidelberg 1980
7 Siguda, Prof., »Über Fehlstatik«, Med. Welt 1982
8 Schnitzer, J. G., »Gesund und vital durch Schnitzer-Kost – Der Schnitzer-Report«, Schnitzer Verlag St. Georgen 1974
9 Schnitzer, J. G., »Intensivkost – Normalkost«, Schnitzer Vlg. St. Georgen
10 Rauch, E., »Die Darmreinigung nach Dr. med. F. X. Mayr«, Karl F. Haug Verlag Heidelberg 1978
11 Barlow, W., »Die Alexander-Technik«, Kösel-Verlag München 1983
12 Feldenkrais, M., »Bewußtheit durch Bewegung«, Suhrkamp Taschenb. 429
13 Neureuther G., »Der Skistock im Sommer«, Bergwelt 1982
14 »Passives Bewegen fördert Knorpel-Regeneration«, Praxis-Kurier 16/82
15 Malten, H., »Über Arthrosis deformans«, Hippokrates 18/1955
16 Croft, J. E., »Heilkraft aus dem Meer«, Walter Hädecke Verlag Weil der Stadt
17 Ledwina, W., »Angewandte Bioklimatologie«, Karl F. Haug Verlag Heidelberg 1981

Ernährungsumstellung – leicht gemacht

In diesem Buch wird eine fleischarme Vollwertkost mit viel Obst, Gemüse, Salaten, Kartoffeln, Vollkorn- und Milchprodukten empfohlen. Die folgenden Kochbücher bieten dazu eine Fülle von Rezepten: